近代名医珍本医书重刊大系
（第一辑）

陆晋笙医学二书

陆锦燧　著

黄琬婷　李翊森　黄心洁　点校

天津出版传媒集团

天津科学技术出版社

图书在版编目（CIP）数据

陆晋笙医学二书 / 陆锦燧著；黄琬婷，李翊森，黄心洁点校 . -- 天津：天津科学技术出版社，2022.7

（近代名医珍本医书重刊大系）

ISBN 978 - 7 - 5742 - 0317 - 4

Ⅰ.①陆… Ⅱ.①陆… ②黄… ③李… ④黄… Ⅲ.①中医临床—经验—中国—近代 Ⅳ.①R249.5

中国版本图书馆CIP数据核字（2022）第118034号

陆晋笙医学二书

LUJINSHENG YIXUE ERSHU

策划编辑：刘　鸫
责任编辑：梁　旭
责任印制：兰　毅

出　　版：天津出版传媒集团
　　　　　天津科学技术出版社
地　　址：天津市西康路35号
邮　　编：300051
电　　话：（022）23332392（发行科）23332377（编辑部）
网　　址：www.tjkjcbs.com.cn
发　　行：新华书店经销
印　　刷：河北环京美印刷有限公司

开本880×1230　1/32　印张7.75　字数137 000
2022年7月第1版第1次印刷
定价：58.00元

读名家经典
悟中医之道

扫描本书二维码，获取以下**正版专属资源**

本书音频	畅享听书乐趣，让阅读更高效
走近名医	学习名家医案，提升中医思维
方剂歌诀	牢记常用歌诀，领悟方剂智慧

- **读书记录册**
  记录学习心得与体会

- **读者交流群**
  与书友探讨中医话题

- **中医参考书**
  一步步精进中医技能

扫码添加智能阅读向导
帮你找到学习中医的好方法！

操作步骤指南 | ① 微信扫描上方二维码，选取所需资源。
② 如需重复使用，可再次扫码或将其添加到微信"收藏"。

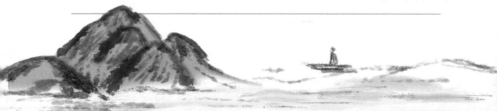

目 录

鬼傩术

目录

3

景 景 医 话

序

　　岁在癸丑，悬壶沪渎，余君伯陶创立《医报》，索稿甚急，操觚以应，名曰：《医话》，聊资谈助。甲寅初春，复入政界，仅此五期，积帙无几，嗣复续记，亦极寥寥，而我友朋，索抄日众，爰付梓民，藉以赠人，本非专门，自维谫陋，就正有道，匡予不逮，幸甚盼甚。

古吴　晋笙陆锦燧志

肠　痛

　　族侄钦文，号佩珊，其高祖自苏迁常，惕身叔名尔昭之孙也，赴日本游学返，见余曰："赴东入普通学校一年，方毕业，患肠痛，入医院。东医曰：'是不难，剖而去之可也。'不旬日，已平复，诧以为神，遂即以东医为师，在千叶县专门医学校习业，又二年学成，今得毕业〔文〕凭而返。"余详问其状，亦甚惊异。

　　嗣赴常赴宁，忽闻其又骤赴日本，未知何事？不一月，得其家中书来，谓："旧病复发，不能自疗，急至日本，求其师医治。"师仍曰："是不难，剖而去之可也。"乃不料一剖后，溘然未醒。不知何以昔者效而今不效？余默思其故，前者之效，气血未衰，愈后失调，元未复而病根仍在；后者之不效，气血已衰，是以遽殒耳。乃知犹是病也，而体之虚实，不可以不辨，混同治之可乎哉？

急 劳

江建霞，名标，余至好也。一夕筵次，闻其咳嗽，余曰："君咳不畅，有外邪闭塞肺经，宜服开泄药。"江曰："有西医劝服止嗽药水。"拟即服之矣。余曰："西药余未详其性，但顾名思义，恐是劫剂，古云'伤风不醒便成劳，似不宜服。'"渠意不谓然。江与余省试，先后出汪瑶庭先生门，时汪任长邑，其明日为师母寿诞，约祝寿再见。

至明日，江不至，晚筵时，瑶师云："江仆来，言建霞病不来矣。"以为小恙，未之省视。又匝月余，闻噩耗，为之骇然，不意筵次一别，遂成永诀。后晤其兄宵纬云："病重时曾至曹君智涵处诊治，曹极言病险，建霞犹不为然，曹告其家人曰：尺脉弱甚，肾亏已极。"余细思之，此犹是邪留于肺，肺病，金不生水，为止嗽药水强止其嗽之害。

盖肾阴素亏者，肺热液涸，肾无来源，往往不起，劳瘵中有七日之"急劳"，半由于此，人皆以为日甚短，不疑其为劳耳。

走马牙疳

余友范某，其岳〔父〕走方医也，有草研烂，以少许贴山根，取泡挑破，治走马牙疳极效。范识其草，到处皆有，而不知其名，余曾嘱其觅来植诸盆，不久即萎，继余侄女患是病，兄来索此草，无以应，但以意会之，嘱其用喉科中异功散少许，和蒜捣烂，亦于山根取泡，果效。

记得张舜钦传方，用斑蝥、麝香、白胡椒，调薄荷油，贴两太阳〔穴〕取泡，治头痛如刀劈者，亦此意也。病之经络不同，则贴之穴道亦异，以此类推，当再可以治他病之宜拔毒外散者。

西法化验

见某报纸载有人患恙，邻予以单方药两味，系大辛大温、发汗散气者，服后即殒。某告诸公庭，命西医取药化验，皆无毒。余按凡病之不在表者，及表分素虚者，皆忌表；病之不在里者，及在里而不实者，皆忌下，故麻黄、细辛、大黄、芒硝，并足以杀人，即和平之品，苟不对症，亦足以轻病变重，重病致死，取诸药以化验，岂必有毒乎？

倒 视

《民立报》载美国阿倭吾亚市，有少年格柏鲁迭拉，其官能之奇异，映于眼者，顺皆为逆，如下楼梯，则目为上而坠落者，屡矣；马车从右来，则目为左而冲仆者，又屡矣，就诊于纽约专门医希蒙博士，据云：系因视神经有异状之故。

窃考《名医类案》载吕沧洲案，视物皆倒植谓为倒其胆府；陈吉老案视正物皆斜，斜者反正，谓为闪倒肝之一叶，搭于肺上。又某方书云："见桌椅等平者反侧，侧者反正者，此胸膈有伏痰也。"魏玉璜驳陈案，谓："肝去肺位甚远，安能上搭？"余谓："目系内连肝胆，此就痰滞胆络，治用胆星、半夏、丝瓜、蒌实、赤芍等，当不致误。"

钱仲阳用郁李〔仁〕治目张不得瞑，此药润而散结，亦可移治。至孙真人谓："风入脑，则视一物为两。"李东垣谓："食辛热物太甚，辛主散，热助火，上乘于脑，则视物无的实，以小为大，以短为长。"张子和谓："痰热病，则目视壁上皆是红莲花。"与上症虽稍异，而皆可互参，惟视一为两，视小为大，痰症有之，虚症亦多，精散故也，须于脉证详辨之。

痧秽宜嚏　过饱宜吐

吴尚先《理瀹骈文·略言》云："上用嚏，"自注嚏即吐也。在上宜嚏，感邪从口鼻入，宜嚏。按嚏法与吐法异，凡六淫之气从鼻入者，宜用嚏，就其受病之处驱而出之，故五六月暑湿时令所感，气兼秽浊，发为痧症，尚未入营分者，取嚏即愈，以其邪在清道也，是即经所谓："天牝从来，复得其往，气出于脑，即不干邪"者是。

若饮食不慎，或过饱而填息，或感秽气而与胃中之宿食、痰饮为伍，上填胸膈，则宜用吐，吐必病本从口入，亦就其受病之处驱而出之。但嚏法、吐法，俱治邪之在上焦者，要不得云嚏即是吐也。推之风寒之宜发汗，风热之宜凉表，花柳病之宜通利精窍，皆就其受病之处驱而出之，斯即病在上焦，毋犯中下，病在下焦，毋犯上中之旨。

痧症　鼠疫

又按痧症，必有时行秽浊之气，夹杂而成，亦瘟疫之类，特其轻焉者耳，至时行极盛，互相传染，比户皆然，便是疫矣。其病亦由表入里，由卫气而入营血。其初起自鼻入者，固得嚏即愈；其气自口入者，用叶天士炒香枇杷叶方饮之；其自皮毛入者，用刮〔痧法〕最佳，药则芳香逐秽为主，而视其兼症以成方。若病已深入营分，则宜刺委中穴，仅在气分者，不宜刺也。

昔游闽垣，鼠疫盛行，详究其病，由湿热成毒，深入血分，壅塞经络，窒不能行，随所窒而结核。明是热病，而用凉则更遏伏，用温则又助毒益剧，惟急刺委中穴出血，再用红花、川芎、天仙藤等温药以通络活血，即继以犀角、紫草、丹皮、鲜〔生〕地、丝瓜络等凉药以通络凉血，两方之进相间，不过钟许，庶几有济，否则，初方嫌性温助热矣。余曾用之有验。

寒包暑热

一方面温凉药并用，或先后分用，皆就其病以施治，非必用温者必不可用凉，用凉者必不可用温也。余前在湘省，襄某中丞幕，一日中丞出，中军阮某随行，时溽暑郁蒸，比返，大雨骤寒，将进署，阮某衣履尽湿，忽坠马昏倒，舁入，谵语喃喃，言有人揪之下，索博负。群以为祟。

余诊之脉，沉分洪数有力，而无汗，肤如灼，引被自蔽，犹恶寒。余曰："此连日之暑热为一时之寒湿所束也，宜先辛温以发汗，俟表分之寒湿去，然后辛凉以解之。"乃用羌活、香薷、苏叶、陈皮等，令其先服。又预开白虎汤，去粳米、甘草，加西瓜翠衣、扁豆衣，嘱其煎就，曰："候脉浮汗多时，即接服之。"

果也服初方后，汗出而多，非但不恶寒，且恶热特甚，至裸体赤身。进第二方，逾时汗敛热退，神识清楚，晚膳时，霍然矣。此等症候，日间受暑晚间贪凉之辈，往往有之，治法亦无奇异，本不足记，因论鼠疫之宜先温后凉，而连类及之。

久咳　风温咳　风寒

医苟能知其理，并知各物之性，则虽寻常各物，无在而非药物也。曩者宰闽之安溪，其俗朴野，视官如神明，一日有执香而踵门者，吏曰："此其家有病人，而来求药者也。"不必问其何病，亦不必定是药物，随意与以食物，习俗如是，仿佛如求仙方然，其愚真可嗤。

余姑讯何病？则曰久咳，喜饮。因思久咳则无庸开泄，适席间有梨，予以二枚，嘱其煎服而愈。以熟梨能润肺燥也。

又进京在船遇一友，患咳不畅，友曰："登舟才咳，苦于有医而无药。"余曰："是不难。"诊之脉浮数，舌〔苔〕薄黄，症属风温，因嘱其取包南货之干箬叶，煎一大盂，服之而咳畅，以是物辛凉泄肺也。

又一次夏令晋京，遇一新学家，嫌舱中人多气热，另卧舱面，谓可得空气，天明时发热、恶寒、无汗，困惫甚，茶房扶之下、与余商同一舱，询其欲服药否？渠曰："奈船中无药何？"余曰："是不难。"症属风寒，因嘱其取白兰地〔酒〕一大杯，和以薄荷酒一小杯，温而服之，盖被取汗，亦应手而愈。以两酒合服，辛温发表也。

此三事近于游戏，均无足述，拉杂书之，聊助谈资云尔。

二便不通

顾缉庭先生，引余为忘年交，诗酒往还，过从甚密，自卸招商局事后，侨居吴乡之木渎镇，踪迹稍稀，然偶来城，必晤面，见其行步蹇迟，语言错乱，知其老衰矣。

阅一年岁首，闻其病二便不通，卧则小便又自遗，少腹有瘕块，心嘈杂，饥欲食，食至又不欲食。医用通利二便之剂，不应。

余曰："考《金匮真言论》云，北方黑气入通于肾，开窍于二阴；赵献可《医贯》云，肾气虚则大小便难。宜以地黄、苁蓉、车前子、茯苓之属补其阴，利水道，少佐辛药，开腠理，致津液而润其燥。又《难经》云，肾之积名曰贲豚，发于少腹，上至心下，若豚状，或上或下无时；又《经脉篇》云，肾足少阴之脉，是动则病，饥不欲食；又《玉机真脏论》云，冬脉不及，则令人心悬如病饥；张注谓，肾为生气之原，不及则心肾水火之气不能交济；张洁古《活法机要》云："壮人无积，虚人则有之，若遽以磨坚破结之药治，疾去而人已衰，故治积当先养正。今病大小便不通，少腹有瘕块，非肾病而何？肾气虚则滞，故有瘕块，滞而下坠，阻塞隧道，故小便不通，卧下气升，则阻塞为开，故小便又自遗。时时欲食者，不关于胃，乃心肾不交所致。所谓心悬如病饥，非真饥也。"治宜补肾气以交心，佐以散滞升坠之品，拟用坎离丹先服，以交其心肾，续用远志、茯苓、莲子、沙苑子、肉苁蓉、巴戟天、枸杞子、枳壳、升麻，地黄丸等，方交邮局寄乡，不及服而已殒，此方应否不可知，姑志于此，以俟高明之评隲。

神昏谵语（一）

叶天士曰："温邪上受，首先犯肺，逆传心胞。"又云："舌色纯绛鲜泽者，胞络受邪也。平素心虚有痰，外热一陷，里络即闭，非菖蒲、郁金等所能开，须用牛黄丸、至宝丹之类，以开其闭，恐其昏厥为痉也。"吴鞠通云："太阴温病，汗出过多者，必神昏谵语，清宫汤主之，牛黄丸、紫雪丹、局方至宝丹亦主之。"又云："温毒神昏谵语者，先与安宫牛黄丸、紫雪丹之属，继以清宫汤。"又云："手厥阴暑温，身热不恶寒，清神不了了，时时谵语者，安宫牛黄丸主之，紫雪丹亦主之。"又云："夜寐不安，烦渴舌赤，时有谵语，暑入手厥阴也，清宫汤主之，舌白滑者不可与也。"王孟英说亦大略相同。

于是后之医家，因陋就简，据此数书，遂以为道尽于斯也，一遇神昏谵语，为叶、吴辈印定眼目，便以为治温热病在手经而不在足经。一若人身果分两截，漠然不相关者，于是群以为心包络病矣，讵知其不专属心包络乎。王晋三云："病起头痛，而后神昏不语者，此肝虚魂升于顶，当用龙骨、牡蛎救逆以降之，非至宝丹等所能苏也。"此则神昏属诸肝。

李东垣云："热入血室，昼则明了，夜则谵语。"夫血室者，肝脏也，既曰昼则明了，夜必不明了，可知，不明了即神昏之谓，此则神昏亦属诸肝。但王说魂升于顶之神昏，乃肝虚。李说热入血室之神昏，乃肝实。此则有异。《内经·热论》云："阳明者，十二经脉之海，其气血盛，故不知人。"《金匮·中风篇》云："邪入于府，即不识人。"赵以德注谓"胃为六府总司，诸府经络受邪，必归于胃，胃热甚，津液壅溢，结为痰涎，闭塞隧道，堵其神气出入之窍，故不识人"。

徐忠可注谓：将颈两人迎脉按住其气，即壅遏不识人。人迎者，胃脉也。夫所谓不知人、不识人者，非即神昏而何？此则神昏又属诸胃。裴兆期《医谈》曰："人谓神昏之病原于心，心清神乃清。"余谓："神昏之病原于胃，胃清神乃清，胃气一有不清，即不能摄神归舍，是神之昏不昏，专在乎胃之清不清。不观酒醉之人乎？酒醉之人，醉胃不醉心也，何以神昏而言语无伦也；不观饱食填息之人乎？饱食之人，饱胃不饱心也，何以神昏而一时瞀乱也；不观痰涎壅塞之人乎？痰塞之人，塞胃不塞心也，何以神昏而瞑眩无知也。以上诸说，岂医者未之见耶？抑以为不足信耶？"

他书姑勿论，至《内经》《金匮》而未之见，不复信，则何必为医。然近人亦非无知之者，余伯陶云："阳明之火蒸腾入脑，神即昏矣。"则神经之昏，明明是神经受热，究其神经之所以热，仍由阳明而来，即经所谓："悍气上冲"头也。余氏说与徐忠可说当互参。盖人迎胃脉，由胃过颈后入脑，悍气即循此脉上冲，然则胪考诸说，神昏属胃者多，属肝者亦有之，安得专属诸心包络哉？

再论谵语，《内经·厥论》云："阳明之厥，妄见而妄言。"张仲景云："三阳合病，腹满身重，口不仁而面垢，谵语遗尿，白虎汤主之。"虽曰三阳合病，而六腑之邪，尽归于胃，此则谵语属诸胃。仲景又云："阳明病，其人多汗，以津液外出，胃中燥，大便必鞕，鞕则谵语，小承气汤主之。"又云："阳明病，谵语，有潮热反不能食，胃中必有燥矢，宜大承气汤下之。"此则谵语亦属诸胃。惟《内经》论厥而妄言，统胃经、胃腑言之。

仲圣论用白虎汤者，属胃经之热；用大小承气汤者，属胃腑之实，此则有辨，而其谵语属胃则一也。故崔尚书云："胃有燥粪，令人错语；邪热盛，亦令人错语。若〔便〕秘而错语者，宜承气汤；〔便〕通而错语者，宜黄连解毒汤。"错语，语言错乱之谓，与谵语义同，是崔说亦分胃腑、胃经以论治。然亦有不属胃者，《内经·厥论》云："厥阴厥逆谵语。"张隐庵注，谓肝主语。谵语者，肝气郁也。《伤寒论》中谵语，《千金方》俱作谵语，可见二字音义并同。王肯堂云："下血谵语头汗出者，热入血室也。"叶天士云："热陷血室，与阳明胃实，多有谵语如狂之象，当辨之。血结者身体必重，非若阳明之轻旋便捷。"此则谵语又属诸肝。

然则胪考诸说，谵语亦属胃者多，属肝者间有之，安得专属诸心包络哉？余上年治城内和尚浜马姓儿，病神昏谵语，当时以伊父亦知医理，与之辩论后，开方而未列案，即就肝胃两经用药，为羚羊角、石决明、陈胆星、枳实汁、鲜竹沥、生栝蒌（打）、元明粉等，寥寥数味，乃诸医见之，群哗为非，因补一案曰："病交十二日矣，初起发热咳嗽，或有外感，辛以散之，理原不谬，但辛热以治风寒，辛凉以治风热，已自有别。以辛温治风热，以致引动木火，已属医家之用药不细。三四日间，案中有左胁痛，恶吐，环唇青等候，胁属肝之部分，唇属脾胃部分，青乃肝色，全属肝邪犯胃见症，此时何犹因咳嗽未止，而纯用肺家开泄药耶，内仅一方加用钩藤，是肝药矣。然钩藤虽清肝热，而息肝风为主，肝热而不至热极生风者，与夫肺表外感风热者，早用之反足以引动内风，医家曾知之否？

此时之咳嗽未止，已属木火刑金，所以愈开泄而愈剧也，洎乎木火炽盛，烁胃液而成痰，复挟痰以上蒙，遂致神昏谵语，理当援仲景胃热之例，兼凉肝降痰以清之；以其又大便久不通，满腹胀痛拒按转矢气也，当兼参仲景胃实之例以下之。何诸医于辛散泄肺而后，一变而即用清官汤、至宝丹耶？前者失诸不及，后者失诸太过，其为诛伐无过则一也。余方不用白虎、承气，而另撰一方者，以其病不独在胃，而肝邪特甚，故用仲圣之法，而不用仲圣之药，师其意不必袭其方也。"质诸高明，以为然否？

按前期"寒包暑热"条，阮某谵语，即属胃热，如误用牛黄丸、至宝丹等，领邪入内，必然不救，并无绕脐痛，按之有物，转矢气等候，倘用承气亦不救。胃热之中，又有两法：其不兼湿者，则用白虎汤；其兼湿邪者，则用三黄石膏汤、黄连解毒汤，以苦能燥湿也。上期《医学报》袁桂生札记，与予说同。余君伯陶之论神昏属阳明，袁君桂生之论神昏谵语，不可只用清宫汤、紫雪丹、至宝丹，可见世固不乏高明之士，殆所谓铁中铮铮，庸中佼佼者欤！

用药分量

用药分量之轻重，鄙意当视其病以为准，初不能执定某药必重用，某药必轻用，即古方流传，其分量固已酌定，仍必赖用之者增损其间，乃合病机，不独药品之宜加减也。所谓君臣佐使，即别之于分量，故同一方也，有见此证则以此药为君，见他证复以他药为君者，朱应皆云："古方所谓各等分者，非同一分量之谓，谓审病以定药之轻重耳。"斯言甚确。

余前治袁姓儿湿温症，案曰："满舌苔薄白而带滑，湿在肺胃之表也。边尖绛赤，心肝营分有热也，中心独灰微涩，胃聚湿而欲化火也；小便短赤，大便秘，火郁湿滞，而气化不灵也；湿为火烁则生痰，痰气上蒙，故欲昏睡也；其有时能冷饮者，则湿从火化，已热多湿少也；有时足冷，热内迫也，须防其热厥；新又咳嗽，君相二火烁金也，宜清心肝之火，导以下行，渗肺胃之湿以佐之，斯热解而湿亦去矣。"药用淡竹叶、灯芯草、石决明、通草、白茯苓、生苡仁、知母、茅根、芦根，碧玉散、鲜竹沥，内以别无痰药，竹沥用四两，分头二煎冲入。有訾余分量太重者，匡予不逮，幸甚，录此方案以志吾过。

犹忆去年邹君鹤俦，病谵语如狂，时欲出门，其力甚大。余疑其痰火上壅，而脉象沉细若无，脉证不符，欲用羚羊角、竹沥而不敢，转延余君伯陶决之，余君亦疑不可，乃商酌一方服之，当日稍定，翌日，忽夺门而出，至其相知家酣睡，比醒，诊之，脉忽变为滑数而大，乃知昨系热厥伏匿之脉，因用羚羊角，以鲜竹沥磨之，随磨随进，只此二味，计是日磨去羚羊角五钱许，竹沥十三四两，稍有狼戾，饮下亦复不少，较此症用之更多，病之轻重固异，然至今思之，治虽幸中，究嫌孟浪，悬壶应世，诚不如以平易药方，轻微分量，免为庸流所诟病耳。

胎 黄

癸丑五月十二日，五孙钦尚生，生而面目身皆黄，此胎黄也。以其小便清长，疑是虚寒，然身体壮盛，啼声载路，唇色红紫，察其瞳子，黑而有神，且伊父系木火体质，伊母系湿痰体质，因决其为湿热无疑，但质小不能服药，思吴尚先云："内服之方，皆可移作外治。"遂用绵茵陈、赤小豆、海螵蛸、马鞭草、紫花地丁、生草梢、仙半夏、大腹皮、小青皮、炒白术、赤白芍、赤苓、白颈蚯蚓等，共研细末，酒调敷脐上，日再易，两旬而全愈。

可见小儿之不能服药者，类推可以改外治，如病在头目，则敷两太阳，病在臂腿则敷手足心，病在胸膈则敷胸间，病在肺则敷肺俞等穴，病在肝则敷期门等穴，病在脾胃则敷脐腹，视何病则用何药，温凉攻补，因病而施，想亦有效也。

鼻 衄

赖佩瑜函询：敝邑有孔某者，年二十许，自十四岁以来，得一鼻衄奇症，每逢月之上旬，七句钟时，其鼻血源源而来，投之截血诸药，终不能禁止其流，迨至次日，呼吸始通，衄血亦时来时止，三日后，其衄血自然而愈。测量其血，多至五磅有奇。察其病时病后，神识俱清，兼无别病。但此症自发生以来，月累一月，毫无过期，诚世界最新发明之一大奇症也。

所延医治，已阅百人，投诸药石，俱无效验。延至今春，邀余诊视，切其脉，大而且沉，察其面色，非象失血之人，兼无寒热烦咳，惟不得安眠。检前所服之方，不外泻心、地黄、柏艾等汤，均归无效。仆采择古今医书，研究斯症，皆系真阳不足之弊，故先拟服独参汤加附子五钱，连服数剂，至后月复作如前，再拟早服加减归脾汤，晚服黄土汤，至三阅月，衄复如是。其或药不对症欤？即或四五剂不能中病欤？究竟是何理由，敢以质之高明家。

余答之曰："《素问》谓邪客于足阳明之经，令人鼽衄。"《灵枢》谓胃足阳明之脉，起于鼻之交頞中，下循鼻外，所生病者鼽衄。是衄病有属胃者，胃为多气多血之乡，故来多而无害。考虫证，必月初其头上向，安知此衄之来，非即胃中蛕虫为患，大约病者体必壮实，嗜浓厚，多湿热，郁蒸生虫，攻动其赢余之血，激而上冲，其不得安卧，亦胃不和之故，经所谓"胃不和则卧不安"也，观其积久，而面色如常，决非虚症，拟用生牛膝、姜炒竹茹、刺猬皮、山栀子、川楝子、法半夏、芜荑、琥珀等，稍加以大黄末、干漆末，逐月于病发时服之，或能渐减而愈。古本有胃蛊一症，用使君子、五谷虫、雷丸、厚朴以杀虫，但不见其变病为衄耳。

窃谓天地之大，无奇不有，阴阳之对待，有时而胜负迭乘，故有五不女之奇形，即有五不男之异禀，安知此人非有生以来，虽具乾健之体，实赋坤顺之性者乎？月事之来，上应乎月，下应乎潮，月初月上钩而潮生，月望月正，圆而潮盛，月属阴象，潮为阴质。仲秋阴气最足，故月最明而潮最大，女亦阴类，月事应之，世既有不月之妇人，安必无有月之男子，犹世有无须之男子，间有有须之妇人，倘询其阳道不举，可证我说之不尽无稽，但血与经，二而一者也，血以下行为顺，仍当用生牛膝、大黄、槐角等以导之，使从大肠出耳，从大肠出则不必复治之矣，奇想也，而实由理想，姑附载之，以博诸公一粲。

湿温　疝气　风疹　热入血室　阳明经白虎证　天花　时气

辛亥秋，余晋引南旋，奉杨俊卿文鼎中丞奏随赴秦，在沪未行，会武汉革命事起，道阻不得往，时事日非，遂壶隐淞滨，亲友延余诊治者，公启一函，为余榆扬，由孙燕秋文诒主稿，孙亦知医者，函中颇于医理有所阐发，故录出，且以志厚谊于勿谖焉。《函》云：

陆君晋笙，向与都人士游，鲜知其能医者，即或知之，亦不意其邃于医者，自避来申，颜其居曰："景景医室"，应病家之招。诚保患湿温，嘉年之侄应欢亦患湿温，君谓：彭〔某〕体肥，湿重热轻；邹〔某〕体瘦，热重湿轻，同一渗湿清热，而分量不同。承豫亦患湿温，君谓热为湿遏，宜先温化，然后用苦寒淡渗，其治法又不同。

家怡患腹胀，疝气偏坠，痛不可忍，君谓舌苔白腻而厚，是肝气为寒湿所遏，用苍术、厚朴、柴胡、茴香等，一剂而愈，翌日已出门。

廷韶两子并患疹，君谓长者有汗，两关数甚，宜石膏、决明；幼者无汗，宜荆芥、薄荷，而方中之以辛凉解表则又同。

文诒子疹兼泄泻，君谓是肺移热于大肠，邪有去路，于病为顺，断不可升提止涩，又不可因势下导，下导则表邪内陷。疹透邪尽，则泄自止，其言果验。

元基子患疹内隐，反见恶寒等象，或以为寒，将用桂、术、橘、半，君谓不可，此温热内伏，改用牛蒡、豆豉、淡豆卷、银花、丹皮、石膏而安。

承豫一子一女，并发热恶寒，君谓鼻塞微咳，目含水气，将发疹矣，先以发透之，自见疹至全愈，曾无多剂，未误治治也。

国桢女患风温发疹，经方来而忽止，君用辛凉之剂，而佐以丹皮、丹参等。

又见其治周姓女，同患风温，经将尽而邪袭入，君亦用辛凉之剂，而佐以元参、生地等，同一热入血室，而君谓一血虚、一有瘀，是以佐使之药异，且病皆属热，是以一不用桃仁、茺蔚，一不用川芎、当归也。

又见其治周姓子，面赤大汗，神昏谵语，或以为邪入心包，君谓呼之神清，左寸不数，右关浮滑数，此白虎证也，误用清心丸、至宝丹则反领邪入内矣。

嘉年之侄孙女，年九岁，幼居北地，曾种牛痘，今患似疹者累累，君谓此天花也，乃从前余毒未净，北地高寒，蓄而不泄，今南来，感时气而发，虽云痘出五脏，古法用温，然今乃热毒伤阴，断难泥古，用解毒养阴药而全。

静章两子相戏，伤长者，胸痛甚，静章以为伤也，君视之曰"非是。"适感时气，气阻胸膈耳，用疏表气分而愈。设投行血消瘀之剂，误矣。

他如溥孙之患类中风、人龙内子之患大头风、盛年之子女、子妇孙辈患各症，无不药到病除。此外目击其治验，更指不胜屈，姑就嘉年等熟人赖其治愈者，略述一二，为之表彰，以鸣谢忱。

邹嘉年、潘盛年、冯廷韶、孙文诒、金国桢、顾元基、彭溥孙、潘静章、彭诚保、钱人龙、刘家怡、汪承豫同启。

肝气为湿热所遏　痘不化浆

虞师涅邃于医而不行道，见沪上二医之谬，着×××、×××是名医而非庸医辨，余因其于医道有所裨益，故录之。其辨云：

友人告余曰："×××治许妪，肝气为湿热所遏，理宜辛温以舒肝郁，苦寒以清湿热。"某医案云"木火内寄，脾胃受侮，升降失司，以致胁痛、痰多、神疲、嗜卧、苔黄，脉细弦滑数。"而药则用旋覆、浮石、杏仁、象贝、杷叶等肺家药为多，方案不符，未识何故？

陈君有女患痘，点已齐备而未化浆，考浆之不化，其因有二：一则毒气炽盛，血燥而凝，不能运化成浆，法宜清血化毒；一则元气虚弱，血寒而滞，亦不能运化成浆，法宜温补内托。延×××诊治，其案明云："痘点齐而浆未化"，乃药则用〔皂〕角针、笋尖、大力子等攻透之品，亦方案不符，未识何故？

余曰："此其所以为名医也。"夫所谓名医者，联络同道，互相标榜，延必厚值，出必高车，一病幸中，便佻然自誉，罔顾匿笑于旁观，是不务其实而务其名也，吾故曰名医也。至于庸者，平庸之谓，虽不能杰出寻常，而犹不至谬妄陋劣。其头痛医头，脚痛医脚，而莫明其所以然，故或愈或否，重为世诟，然何至自相矛盾，方案不符耶，是则若辈并不获在平庸之列，吾故曰非庸医也。

夫夏桀殷纣，荼毒生灵，二医殆其苗裔，故草菅人命，以致于此。仆将辑其谬方谬案，指摘驳辩，刊以问世，名之曰《伐罪编》，庶几人知其谬，而枉死者鲜，当亦慈善之一端，虽然世俗骄奢，人心浇薄，天道福善而祸淫，水劫、火劫、兵劫、疫劫之未已，而更加以"医劫"，是天意也，于二医乎何尤？

神昏谵语（二）

前论神昏谵语，义有未尽，因再言之。此证并非无属心包络者，但不专属诸心包络耳。其属诸心包络者，病在上焦，叶天士云："舌色纯绛鲜泽者，胞络受邪。"吴鞠通云："夜寐不安，烦渴舌赤，暑入手厥阴也。"又云："舌白滑者，不可与也，心为君主，义不受邪，邪入即死，包络与心相附，居膈上，代君行事，臣使之官，其能受邪者，胞络也。"凡古今方书所言心病者，皆包络病也，故真心痛者不治。包络受病，与心相邻，症已危险。色绛属心，故叶天士以舌色纯绛鲜泽为候，吴鞠通以舌赤为候，复申其诫曰舌白滑者，不可与。又云："色绛而舌中心或黄或白者，此非血分，乃上焦气热烁津也。"其辨明绛而中心黄、白者，非血分病，正恐人误作心包络病治之耳。

可见叶、吴辈于神昏谵语症，苟遇舌苔黄、白者，亦并不以牛黄丸、至宝丹等治之，既不以牛黄丸、至宝丹为治，岂遂别无治法，我于此知叶先生时，必然世多以治胃治肝者疗神昏谵语，绝不知温邪有袭入心包络症。爰著《温热论》以救其失，乃近今医家，不复博览群书，细辨病症，手一卷《温热论》《温病条辨》《温热经纬》，遂以为道尽于是，而其于"不可与"之诫，全未细察，叶、吴辈岂任咎哉！

肿胀后昏厥　热病经来

肝藏血而主疏泄，故阴虚火旺之体，每有水不涵木，木火内炽，血不能藏，失其疏泄之常，而月经先期而至，或因热病而未期骤至者，此须凉肝凉血为要。经初至一日，或有瘀积，可用凉血而动血者，如丹皮之辛以流动之，丹参之下行以畅达之，二药性虽寒凉，决不至凝涩不行。医家辄用桃仁、红花、泽兰等温剂，谓寒凉则血凝滞，不知此盖指苦寒而味不辛、性不下行者而言；设热病而用温剂以助热，害不胜言；经将净时，则并此二药亦不可用，须白薇、紫草、生地等凉血而不动血者治之矣。

昔治张绍庭景羲女，骤然昏厥，至三时之久，绍庭见昏厥，即来延余，余适出诊松江，又延叶晋叔君，叶亦适他出，绍庭惶急万状，知余三钟返，在寓守候。余归，即同往。犹未醒也，面青，脉伏，四肢逆冷，但知其体肥有痰，月经先期而至，先患肿胀，是肝厥耳，为寒为热不得而知之。

余甚踌躇，其时牙犹紧闭，姑用着强开之，略露一缝，窥见舌边尖碎烂，乃知为心肝两经血分之热，病亟不及详列脉案，因嘱先以紫雪〔丹〕开之，俟其稍醒，以犀角、羚羊角磨竹沥等频灌之，半时即醒，乃继之以方药，而列脉案如右：初病肿胀，胀属肝，肿属脾，木强土弱，木强则生火，土弱则聚湿，湿为火烁，则凝而为痰，火热盛而动风，则手足抽搐，肝阳为痰湿所遏，郁而暴发，挟痰以上升，则发厥，上蒙清窍，则神昏，今窍已开，神识已清，但两手脉皆沉伏不见，名曰伏匿脉，乃热深厥深之候，慎防再厥再昏。

此际痰火未平，亟宜清降，舌尖碎，心热也，舌边碎，肝热也，由肝及心，心肝皆属血，宜清血分之热，肝主疏泄，故经期反先时而至，但用辛凉以清血，勿嫌其性寒阻经也，药为青黛拌石决明二两，竹卷心三钱，大丹参三钱，西赤芍五钱，粉丹皮二钱，水炒竹茹三钱后下，嫩钩藤一钱五分，冲入鲜竹沥二两，白莱菔汁一杯，枳实汁一匙，连三剂而大愈，厥未再发。又调理肝脾，并肿胀亦尽消。

当时颇有以两脉伏经来訾余用凉者，乃绍庭信余深，不之疑，因录出以告时医之温病经至，而狃于用温通者；热深厥深致脉伏，而误认为虚寒欲脱者。

虚　喘

治病用药，可因此悟彼，唐立三治其妹，夙苦难产，谓瘦胎饮为阳湖公主作，以奉养之人气必实，耗其气使和平，故易产。今妹形肥，知其气虚，勤针濡久坐，知其不运，于孕五六月，以紫苏饮加补气药与十数帖，得男甚快。同一难产，而有虚实之别，补气之方反从瘦胎方悟出。

又张仲华案云，表热四候，额汗如淋，汗时肤冷，汗收热灼，诊脉虚细，惟尺独滑，舌苔已净，细绎脉证，不在三阳而在三阴，考仲圣有反发热一条，是寒邪深伏少阴阳分，今乃湿温余邪流入少阴阴分，宗其旨，变其法，拟补肾阴泄肾邪，以熟地、枸杞等补之，细

辛、丹皮等泄之，一剂而愈，是从寒邪入肾悟出湿温之
邪入肾治法。

前余诊治王立群嗣母，病喘，询其状，确系肾家之
虚喘，而非肺家之实喘，阅前方，系专科女医蔡小香君
所开，用咸温重镇，甚合肾气不纳治法，惟思服药何以
反甚，既以形瘦尺脉带数也，乃悟其故，因即原方于其
蛤蚧、杜仲等之咸温者，易以阿胶、元参之咸寒，于其
苏子之温降者，易以白前之寒降，惟旋覆、赭石二味之
易，亦即其理以对勘之，即其法以变用之。

剂字解

读书必先识字，为医亦何独不然。古者造字之初，
义寓于声，剂〔剂〕从齐〔齐〕声，即有齐〔齐〕义，齐
者平也，药称剂〔剂〕者，即虚者补之，实者泻之，热
者寒之，寒者温之之旨，故六淫之外因，饮食伤之不内
外因，于我身所本无者，则必散之、泻之、消之、下之
而后安；七情之内因，伤及我身所本有者，则必血亏益
以血，气亏益以气而后可。凡所以剂其平也，俗称一
剂，日一帖意亦犹是。

淫字解

人身生气通于天，凡风寒暑湿燥火六气，皆与我身脏腑相感应，天地一阴阳五行也，人身亦一阴阳五行也。然则六气皆为生人之具，而非杀人之物，何称之曰六淫？曰"此惟过则为害耳。"淫者，过也。大水曰淫，大雨曰霪，佚荡曰婬，并义寓于声。六气苟不过极，即不得名之曰淫。

取字解

治痿必取阳明，《内经》下一"取"字，大有斟酌。近人多以痿为虚症而用补，或知其多湿热症而用泻。实则痿症虚实皆有，而治法总在乎阳明，故不曰治痿必补阳明，亦不曰治痿必泻阳明，而独曰"取"也，治病不知分经论治，其犹瞽者之摘植乎。

变字解

《内经》于"肺气虚曰溺色变；少阴司天热淫胜曰溺色变。"释者多以色黄赤言之，实则变者，反乎常也，与寻常溺色有异，即谓之变，如米泔色、败酱色、黑色皆包括在内，不专指黄赤色言。

经又云："冬脉不及小便变。阳明司天燥气下临小便变。"释者亦多以色黄赤言之，此更连癃闭、不禁皆包括在内，不专指黄赤色言，并不专指溺色言，故不曰色变，而仅曰变也。

经又曰："中气不足，溲便为之变。"溲为小便，便为大便，此更兼大小便而言，凡二便之异乎常者，一应包括在内。而释者亦多以溺色黄赤言之，得毋挂一漏万耶，实则读书不细耳。

至于经云："肝热病者小便先黄；胃气盛溺色黄；厥阴之胜小便黄赤；少阳之胜溺赤。"然则果系色之为黄为赤为兼黄赤者，经固未尝不明言之。

又王孟英《随息居霍乱论》云："干矢自遗而不觉者，经谓中气不足，溲便为之变，是亦变也。"所谓不足者，非言中气虚也，以中气为病所阻，则不足于降浊升清之职，故溲便为之改常也。

赵菊斋谓：霍乱之吐泻无度，干霍乱之便秘不行，皆变也，皆中气为病所阻，而不足于降浊升清之职也。设泥不足为虚，则诸霍乱皆当补中气为治矣。余谓王赵以二便释溲便，以二便失常释"变"字，俱得经旨。但以不足于降浊升清释"不足"两字，恐未必确。

窃以邪之所凑，其气必虚，是皆因中气本虚，故邪得而干之，有邪即是实，当其邪方盛时，自断无补中之理；及邪之既去，仍宜以补善其后，断未有中气本足，而邪能干之者。然则其标为邪实，其本为正虚，故不足者，不必曲为之解，仍以虚释之，自觉直截了当。

圣人不治已病治未病解

《金匮》云："上工治未病，何也？师曰：治未病者，见肝之病，知肝传脾，当先实脾，余脏准此。"《不谢方·序》云："疾甚曰病。"谓人于已疾之后未病之先，即当早为之药。引《说文》："疾病也，病疾加也"为证。两说不同。愚按《内经》云："善治者治皮毛，其次治肌肤，其次治经脉，其次治六腑，其次治五脏，治五脏者，半死半生也。以及风寒客于人，使人毫毛毕直，皮肤闭而为热，当是之时，可汗而发也"云云一节，俱可为治未病之根据，以经证经，毫无疑义，故扁鹊治齐桓侯，在腠理、在血脉、在肠胃谓为可治，在骨髓则望而却走，是未病失治，已病则不治也。

内伤解

王孟英述其慈训曰："内伤证必求其所伤何病，而先治其伤，则病去而元自复。"古人不曰内虚而曰内伤，顾名思义，则纯虚之证殊少也。徐洄溪亦云："大凡人非老死即病死，其无病而虚死者，千不得一。况病去则虚者亦生，病留则实者亦死。"孟英又云："虽在极虚之人，既病即为虚中有实。"然则近今医家，一遇内伤，而专事蛮补者，其亦未明"伤"字之真谛乎，经曰："不能治其虚，焉问其余。"既云虚矣，犹曰治而不曰补，读书细心者盍味之？

记诸兄姊妹病故情形

余同父之兄姊妹八人，四兄、六姊、八妹均幼殇，殇于何病？未之前闻也。二兄锦煌，号仲蒂，乳名延龄，卒于清江旅次，年十五岁。先是咸丰庚申发逆之乱，苏州陷，先父母挈眷避难于豫晋。甲子，官军复苏城。乙丑，眷返里。

闻诸先母曰：在太原延龄已病，背腐如碗，卧床不能起，而弗自知其痛，质聪，文字俱秀，先父剧爱之，病后不能文字，戏作女红以自遣，未学也而能。医曰："譬诸器，灵巧者易破。"归时，路次兜以行，抵清江，病经年矣。易箦时，神识清湛，谓母曰："我目不见物"。持灯就之，仍曰："我目不见物，"继曰："我不支矣"，遂殂。经曰："气脱者目不明"。又曰："阴虚者目盲。"此虚证也。使不遭乱在外，有药饵之滋养，无道途之辛劳，安必遽夭其天年。

其长兄、三姊、五兄、九妹之殁，则皆余壮年后事。

长兄锦烺，号炳甫，肝旺，性卞急，形瘦色苍，火体也，适遇拂意事，肝郁生火，延及于胃，患中消症，嗜食无餍时，医处以养阴之剂，予曰但存其阴，未撤其热，乌乎可？胃火炽甚，非石膏、知母不为功，顾及本，其景岳玉女煎乎？不听，病日剧而殒。

三姊归吴氏，生子三女一，血热而少，不足以养肝，肝气无所附丽，遂窜入络，筋拘不舒，气郁不散，而病作焉。某医处以香燥疏肝，加抽搐，易贝赋琴先生，处以生地、羚角、橘络、叶等，服一剂。有孟河世医费晋卿先生后号××者，自荐，作外感风寒湿致痉治，用羌活、独活等，连服数剂而日剧。吴族有以善针荐者，既至，不以针而以灸，遂神昏面赤，舌干无液，以至于死。

夫香燥疏肝，是治血足而肝郁者也。某医仅知疏肝气，而不知此症之气郁，由于血亏而气不相附使然，香燥足以烁阴,其知之耶?贝医于平肝养血清络中,略佐疏通,方极精当,而仅仅一剂,未竟其功,惜哉!费医则外感内伤之未晰,内风外风之未辨,热症寒症之未分,实医家之门外汉,遑曰世医,吾知九原有知,晋卿先生应痛哭于地下也。

仲景曰:"微数之脉慎不可灸。"以艾火大能伤阴也。阴虚内热之体,灸之以艾,火气内攻,以火济火,阴何以堪?仲景谓:"一逆尚引日,再逆促命期",矧乎此症之误,一而再再而三哉。

五兄锦烜,号叔和,性敏,善文章词赋,年十六即游庠,顾屡试不售,郁郁不得志,从大令游宦于越,亦浮沉未摄一篆,遂肆志于酒以浇块垒,湿积痰生,中气伤矣。辛亥,武汉革命军起,越亦乱,避难申江,偶早起感风寒,风寒束于外,湿热蒸于内,遂壮热恶寒,舌滑腻,医者初以辛凉解风热者治之,不应,复以苦温消痰饮者继之,复不应,迁延焉而卒不救。

九妹归张氏,婉顺有德,孝于姑,姑将寿,自夏徂秋,傍晚必登凉台,勤针黹以备为姑寿,内蕴暑热,外冒凉风,遂患咳,不即医,逾半载而成劳,乃医,无及矣,卒年仅二十有八。语云:"伤风不醒便成劳",伤风非绝症也,治之非皆不醒也,其不醒者,不即治故耳。

诸兄姊妹,二哥九妹,误于病而不即医也;长兄三姊五哥,误于医而非其治也,亦可见误死者之多,睠念同怀，后先物化，子身孤处，尽焉心伤矣。

记诸子女病殇情形

余子女二十人，存者半，亡者半。长子培植，为其外祖父母所溺爱，恣其食，食不节，得疳积症，由实而转虚，延鲍竺先生治之愈，元未复，逾数月，秋酷暑，侍者挟以嬉于市，被惊骤厥，未及医，不逾刻而殇。是时余以赴秋试舟泊镇江，夜梦齿落，隐为忧，私以告汪宾谷表兄，翌日，诸同伴以风逆俱登岸，余忽忽若有失，辞不去，卧舟者竟日。家中恐余悲，不使知，返后乃知。殇年四岁。

四女长堃，乳妈嗜酒，且时以肉食食之，年才朞，患泄，医者或曰虚，或曰实。余时不知医，听之耳。旋殇。

五子培荣，随余上杭任，早起嬉戏，伤于寒化热，医用牛黄清心丸，遂发狂而死，时年十二岁。夫发狂而清心，犹之可也，用清心而乃发狂，其为领邪入心包可知。余不憾医，憾己于医道时未明了，致有此失耳。

七女孕时，母病甚，落蓐而即殇。

十女长平，先天本不足，尻而行，又伤食，消之，更伤，以弱病卒于上杭县署，年二岁。

十二女清溪，体本虚，亦伤于食，医以大黄下之，重虚其虚，以至于脱，时年十二岁。

十六子培复，当暑，婢抱之游园中，受风，又受惊，医之不瘳。余素服韩半池大令之术，时在杭，携儿以就诊，登火车，汽笛鸣，儿又惊，抵抗，韩辞不治，殇于杭之旅舍，时年二岁。

十七子培厘，十八子培健，孪生也，气血分而两不足，一即殇，一越半月余而殇。

十九女患痘，时旅沪上，天花时行，偶出，感其气遂病，时余虽知医，而不精于痘，痘出遍身首无隙，如水泡，中有黑点，内有一大者，延他医治之，不愈，殇年二岁。

其间长堃、培荣、清溪三人，似皆可治而失治，余由是愈以医药为可惧，亦由是愈以医药为宜究。

记何鸿舫先生疗先母瘵症、先兄痢疾情形

同治戊寅季春，先君仁卿公见背，先慈汪太淑人，以气血素亏之体，骤遭此变，心劳力瘁，遂得瘵症，不起床者经年。

己卯秋，外叔祖汪安斋公病，迓名医何鸿舫先生于

重古〔固〕，先慈转延其诊治。先生与先大母舅汪子缉本交好，先君亦与稔，至是诊毕，责余昆季曰："余与君家系世交，此病起时何以不早告，致困床褥者经年，幸也今尚可治。"遂索纸书方者二，一先服数剂，一接服数十剂，复屈指计曰："明年仲春可起行矣。屈时侍尔夫人来重固，当为转方。"当时听其言，疑信参半，姑服其方，日有起色，至正月而可扶床以行，二月而不扶亦能行，异哉！于是赴重固转方，且致谢焉。余是以知医之能起废疾矣。

己丑秋，五兄叔和应秋试，患湿疮，将入闱，求速愈，用一扫光治之愈，实劫剂也。旋返，在禾郡汪氏寓，疾复作，变为痢，禾医治之匝月，痢已止，口糜呃逆，神倦无力，不思食，有欲脱之状，时先母亦在禾，信至家，告病亟，速余往。余素服何医〔指何鸿舫〕之神，遣仆持函往邀之，余亦即赴禾，至则医曰病去矣，体虚甚，宜进补，用阿胶等，煎成为猫所倾，再煎再倾，异之。

余曰："何先生来否即有确信"，盍停药以俟之。傍晚何先生至，诊脉良久，忽仰首曰"三焦均未通奈何？"旋检从前所服方，依次阅之，至末页，见阿胶方，忽拍案曰："此方服否？服则不救矣。"因告以为猫所倾者再，未之服。何曰："未服则犹可。"因谓余曰："口糜，湿滞熏蒸也。呃逆，下不通反乎上也。不思食，湿滞阻塞也。大实若羸，三焦均窒，须导之，仍痢乃佳。"并曰："病不去则终死。余与君家系世交，不作应酬方，余宿舟候信，服余剂，夜仍痢，则有生机，明当再诊。设通之而不通，余剂适更速其毙，期在明日。余亦明早返棹矣。"言之甚决。

余因将再痢可愈之说，禀我母，告我嫂，其不复痢则毙之说，不敢言也。忧甚，彻夜无寐，天微明，内室门启，有婢出，亟询之，曰昨夜又痢十一次，狂喜，亟登舟告何先生，先生亦喜，登岸再诊，诊毕曰："可以生，但需时日耳。"又曰："余女病甚危，须急返待余治，故婿同来。"先生之婿，彭君文伯，本余友，彭亦急促其翁返，坚留之不可。

余曰："我不知医，先生去，无继其任者，是先生生之而复弃之也，奈之何？"先生寻思良久曰："有松江王松亭者，余门下士，在禾行医，盍觅之。"遣仆四出，未几，王医来，询之乃王斗槎之弟，斗槎亦余至交也。何乃疏方二纸，一为痢未净之方，一为痢已清之方，纸背列药几满，见何证，有何脉，则增减何味，盖一方而不啻数十方焉，将方交王医，一一为王预言将来之情状，且谓必依次下五色痢，初青，黑次之，黄次之，赤次之，白又次之，无害。

询其故，曰："积应脏色也，肺位最高，白积下则痢清矣。"又屈指计曰："某日晨必神沉欲脱，勿药勿扰，静俟之，无害。"询其故，曰："霜降节令也。气先三日至，常人不觉，而病人则必加剧耳。"继而王医守其方治之，尽如其言，愈。

余是以知医之能杀人能生人矣，余之究心于医术，自见何先生愈我母、我兄病而始。

记继室汪氏怯病治愈情形

丙午春，余以忤长官罢职归，寓湖州，子女林立，而宦囊如洗，继室汪氏忧甚，肝郁生火，木火刑金，得咳症，余不敢自医，延医医之，久不愈，且日剧，加经断、吐血，继以白血，大便艰，医咸曰："怯成矣。"辞不治。

余乃遍检方书，用《千金方》意，以生粉沙参一味治之，日服五钱。五日后，便中下血块者一，再服，又下血块者二，咳顿止，乃以百合、冬虫夏草两味常服之，元日复，饮食渐如常。又数月，觉腹胀如向来经将至之状，余亦意其可至也，用丹皮之辛以动之，丹参之咸以降之，果通，病全愈。始终未用养阴养血之套药也。盖肺与大肠相表里，脏病而驱之自腑出，则肺不病，肺不病则自能制肝，虽病起于肝，未尝治之而火自平矣。

记侄培勋生时僵、子培治病厥均获救情形

外祖汪星阶公名曜奎，好方书，辑有《续经验方》行世，故先母汪太夫人，窃闻绪论，备知方法，常曰："药性吾不知，但闻方法之有益无害者，默志之，亦足以备缓急。"长嫂周氏怀孕七月，患疟，寒战剧，胎为之坠，时虽七月，而秋寒特甚，胎下无啼声，面色白，肢冷气绝，母命勿断其脐，以纸捻蘸香油熏之，并徐挤其暖气送入腹，熏至脐枯而断，搦以指，弗使泄气，乃扎束，而儿早呱然醒矣，即今三侄培勋也。

案薛已治荆妇孟冬分娩艰难，劳伤元气，产子已死，用油捻燃烧断脐，藉其气以暖之，俄顷忽作声，苟非素知此法，几何不误一命耶？其小儿胎坠七月者可生，八月者反不生，何也？以七月为阳月也。

二子培治，骤患厥，手足逆冷，势剧不及延医，母曰："厥逆有寒热之分，药非医来弗误投。有法在，不分寒厥、热厥可用者。"命抱入密室不透风处，以巾多幅绞热水，数人分熨其四肢，稍冷即易，弗暂停，俄而渐温，乃延医诊治之而愈。

又先母于诸妇生产时，必预备千年□〔疑艾〕一盆，曰收恶露秽气也；醋、炭两物，曰防血晕也；冬月则火炉，曰御寒气也；夏月则井水，曰收暑气也；以及参

41

汤、洋参汤、白花益母草汤罔弗齐，并曰："宁备焉而不用，勿用焉而不备。"

记三女长钧病热厥、八女佩玢慢脾获愈情形

三女长钧数岁时，在其外家南塘镇张氏，患病手足厥冷，乡医有王姓者，处以肉桂，内弟张君骏八，以乡间药不良，遣人来城购取，并通信告余，余瞿然曰："厥有寒热之殊，肉桂可轻试耶？"遂怀药，邀城医李彤伯先生同赴乡，李诊之曰："热厥也。治以四逆散而愈。"向使乡有佳桂，误一命矣。

八女佩玢，余以断弦无内助，寄养于禾郡叔和五兄处，患惊，日久不效，加剧。余闻信飞棹往，见其面色㿠，唇舌色淡，啼如鸦而低，亦无多声，伏乳妇肩，若倦甚者，欲睡而睡不安，不思乳，小便清，大便溏，而神识则甚清，检所服方，皆消痰、清火、散风、止惊之剂，所以治急惊风者也。

余时虽喜览方书，不甚了了，疑属《福幼编》所谓慢脾者，然禾医尽延过，无可商酌，姑用庄在田法，以附桂英术姜五味熬浓汁，令乳妇频频饮之。时余六母舅汪公尔祉亦寓禾郡，开方后，谒母舅，母舅问状，告以

故，母舅诧曰："尔知医耶？附桂可乱用耶？"余因之转疑虑，姑察其药后何状，则安睡矣。睡甚久，醒则索乳矣。疑乃释，遂依据庄氏法以治之，获瘳。

时实未能真知灼见也，诡遇耳，略知医理而未能精通者，幸勿效诸。

记侄培本故于肿病情形

侄培本，号心源，患腹肿，医作湿热实症治，用中满分消汤去参萸二姜，余素知其肾亏，曰"此病实中有虚，须兼顾本。"并检示以各方书，不听，既而愈，更以余为谩言矣。

余与旁人言，必复发，既而果然。医不知变，仍治以前法，仅加白术、山药等健脾药。余曰："殆矣。"适侄婿曹融甫来，名医曹智涵之子也。余谓侄曰："盍邀诸。"曹诊毕，用金匮肾气丸加减焉，而易以汤。侄辈素惧附桂之热者，不敢饮。病日笃，遂卒。

卒时见种种心肾不交象，余曰"药既对病，虽附子、肉桂之大热，石膏、龙胆之大寒，麻黄、细辛之外窜，大黄、芒硝之下夺，俱足以生人；苟不对症，即小小感冒，风温而治以辛温之荆防，风寒而治以辛凉之前荛，亦足以轻病转重，倘怵于大热大寒而不同，古来何必有此药哉！"

记侄培俊夫妇、再侄成懋均死于伤食情形

从侄培俊，号君彦，遇拂意事，肝本郁，饱食后游留园，见有市蟹粉馒头者，素所嗜，又食五枚，返家而厥，食厥也，旋醒，医来用消导药。余曰："食在胃中则宜消，转入大肠则宜下，今满填至膈，盍用吐法？"医曰："吐则气逆，其如再厥何？"余曰："诚哉，是言也。但膈与胃肠食滞充塞，气道艰通，转输亦钝，必俟大肠之宿垢下，而后胃之宿食动，必俟胃之宿食化而转入肠，而后胸膈胃口之新食入于胃，入于胃仍必俟化而转入肠，恐病去而气液与之俱去耳，因知吐法非万全也，但考古谓新食宜吐，宿食宜消亦非无见，使吐而不再厥，或厥而即醒，食去其半，气得其通，便易于措治矣。"未敢试，滞尽下而脱。

侄妇程氏，即君彦之室也，曾有血症，亦不常发，患虚信补，但闻补者即嗜之，余劝曰："虚有阴阳气血之分，即物有补阴、补阳、补气、补血之别，况血症未必即属虚乎？"不听，常服紫河车。余又劝曰："紫河车之为物，罕可用者，以其或有霉病蕴毒之胞，食反有

害。"亦不听,某日与其母其兄会饮,有辛辣物,食过量,饱食填膺,息骤涌,狂吐,继以血,血不止,医治之无效。

后余在济阳,得家报,知再从侄成懋,系君彦之次子也,亦以伤食失治而殒。夫妇父子三人,均死于食,语曰:"祸从口出,病从口入",谓言之不可不慎,食之不可不节也,可不做哉!

以上八则,丙辰阴历九月十一日在济阳署,公余之暇,寂坐衙斋,默计十年前三姊于是日身故,为之怆然,因追忆情状,泚笔为记,并连及数事,医愈者少半,医死者反大半,宜乎古人谓:"不服药为中医"哉。

医谈录旧

陆晋笙弁言

阅旧小说家往往记载医事,其间颇有中肯要处,因而掇拾,辑为一帙,兹者印鄙著《景景医话》,以其相类也,故附编于后。

三焦有名无形辨

明·仁和姜蓉塘南《半村野人闲谈》载苏黄门《龙川志》云:彭山有隐者,通古医术,与世诸医所用法不同,人莫之知。单骧从之学,尽得其术,遂以医名于世。治平中，予与骧遇于广都，论古今术同异，骧既言其略，复叹曰："古人论五脏六腑，其说有谬者，而相承不察，今欲以告人，人谁信者，古说左肾其府膀胱，右肾命门其府三焦，丈夫以藏精，女子以系包，以理言之，三焦当如膀胱，有形质可见，而王叔和言，三焦有脏无形不亦大谬乎？盖三焦有形如膀胱，故可以藏有所系，若其无形，尚可以藏系哉？且其所以谓之三焦者何也？三焦分布人体中，有上中下之异，方人心湛寂，欲念不起，则精气散在三焦，荣华百骸，及其欲念一起，心火炽然，翕撮三焦精气，入命门之府，输泻而去，故号此腑为三焦耳。世承叔和之谬而不悟，可为长叹息也。"予甚异其说。

后为齐州从事，有一举子齐遁者，石守道之婿也，少尝学医于卫州，闻高敏之遗说，疗病有精思，予为道骧之言，遁喜曰："齐尝大饥，群勾相脔割而食，有一人皮肉尽而骨脉全者，遁以学医，往观其五脏，见右肾下有脂膜如手大者，正与膀胱相对，有二白脉自其中出，夹脊而上贯脑，意此即导引家所谓夹脊双关者，而不悟脂膜如手大者之为三焦也。单君之言，与所见悬合，可以正古人之谬矣。今医家者流，皆执叔和三焦无状空有名以自信，不闻有此说，故录之。"

燧按：谓三焦有名无形始于秦越人，然愚以为乃躯壳内脏腑外之脂膜高处，焦者高也，非气也，但以气道所流通，用药则宜气药而不宜血药耳。

病笑

德清陈云瞻尚古《簪云楼杂说》载：先达李其姓，归德府鹿邑人也，世为农家。癸卯获隽于乡，伊父以喜故，失声大笑，乃春举进士，其笑弥甚，历十年擢谏垣，遂成痼疾，初犹间发，后宵旦不能休，大谏甚忧之，从容语太医院某，因得所授，命家人绐乃父云："大谏已殁。"乃父恸绝几殒，如是者十日，病渐瘳。

佯为邮语云"大谏治以赵大夫，绝而复苏。"李因不悲，而笑症永不作矣。盖医者意也。过喜则伤，济以悲而乃和，技进乎道矣。

燧按：此深得《内经》"喜伤心，恐胜喜；恐伤肾，思胜恐；思伤脾，怒胜思；怒伤肝，悲胜怒；忧伤肺，喜胜忧"之旨，知此可与言治七情病矣。

过食辛辣成毒

又载乌程顾文虎，累叶簪缨，习享丰豫，忽一日，促家人持竹批，解裤受杖，后习为故常，用稍轻，辄加呵责，或反以杖杖之，必重下乃呼快心，如是数年，渐觉疼痛而止。医者闻之曰："过嗜辛辣发物，则热毒内讧，因成奇痒，适打散不致上攻，否则疽发背而死矣。"此富贵之人炯鉴也。

头痛

《谭瀛》云：山右傅青主征君山，精医，今所传世者，仅妇科书，顾不徒精妇科也。有同乡某，客都中，忽患头痛，经多医不效。闻太医院某公为国手，断人生死不爽，特诣请诊治，公按脉毕，命之曰："此一月症也，可速归家料理后事，迟无及矣。"某闻怏怏归寓，急治任兼程旋里。会征君入都，遇诸途，问某归意，以疾告，曰太医院某君，今国手也，盍请治之？某叹曰："仆此归，正遵某公命也。"乃具告所言。征君骇曰："果尔奈何？试为汝脉之。"按脉良久，叹曰："某公真国手也，其言不谬。"某固知征君技不在某公下，泫然泣曰："诚如君言，某真无生望矣。然君久着和缓名，竟不能生死人而肉白骨乎？"征君又沉思久之，谓曰："汝疾万无生理，今思得一法，愈则不任功，不愈亦不任过，汝如法试之何如？"某大喜求方，征君命归家遍觅健少所著旧毡笠十余枚，煎浓汤，漉成膏，旦夕服之。疾果瘳。

寻至都中，见征君，喜慰异常。趋往谒某公，公见某至，瞿然曰："君犹无恙耶。"具以征君所治之法告之，公叹曰："傅君神医，吾不及也。吾初诊汝疾，系脑髓亏耗，按古方惟生人脑可疗，顾万不能致，则疾亦别无治法。今傅君以健少毡笠多枚代之，真神手，吾不及也，若非傅君，汝白骨寒矣，谓非为鄙人所误耶！"

解卤汁

纪晓岚昀《如是我闻》载：饮卤汁者，血疑（凝）而死，无药可医。里有妇人饮此者，方张皇莫措，忽一媪排闼入曰："可急取隔壁卖豆腐家所磨豆浆灌之。卤得豆浆，则凝浆为腐，而不至于凝血。我是前村老狐，曾闻仙人言此方也。"

经阻腹大呕不纳谷

上海毛祥麟对山《快心醒睡录》，载治缪理堂司马细君，经阻年余，腹形渐大，呕不纳谷，日仅饮藕汁一二杯，已待毙矣。延余往诊，见其弱不胜衣，喘不成语，按脉左三部细若游丝，而右关独大，知疾在厥阴而损及太阴，阅前医立案，或言气言聚，或言癥瘕，杂投辛香燥散，以至危殆，爰以甘缓之剂，一进而逆止，再进而食增，继以育阴益气，经月而胀满悉除矣。

是症初不过液枯气结，木乘中土，惟攻伐过甚，阴液日涸，遂至肝阳莫制，阳明受困，夫阳土喜柔，甘能缓急，进甘缓者，治肝即所以救胃，此一举兼备法也。

浮肿

毛又云：癸丑寓乡，有舵工子，夏患疮痒，医投苦寒之品，至秋渐至浮肿，继延幼科，更进利导，肿势日甚，病及半年，仅存一息，绝食已二日矣。或谓余知医，其父遂踵门求治。余鉴其诚，往视，肿势已甚，面目几不可辨，脉亦无从据按，因思病久必虚，且多服寒凉，脾土益衰，而及于肾，肾水泛溢，三焦停滞，水渗皮肤，注于肌肉，水盈则气促而欲脱，拟急进独参汤以助肺气，盖肺主一身气化，且有金水相生之义也，时乡间无以觅参，乃以仙居术一两，令浓煎，尽一器服之，喉间痰声觉渐退，于是特进六君〔子汤〕，重用参术，甫半月而肿尽消。此二症皆以平淡取效，可见方不在奇，在用之得当耳。

霍乱吐泻

毛又云：夏令暑热炎蒸，湿浊上腾，人在蒸淫热迫中，设或正气不足，最易感病，矧南方地卑气薄。更多中痧吐泻之症，推其致病之原，或过于贪凉，风寒外受，或困于行路，暑湿相干，或口腹不慎，为冷腻所滞，或饮食不节，使输化失宜，或感时行疫疠之邪，或触秽恶不正之气，皆能致脾土不运，阴阳反戾，升降失司，卒然腹痛，上下奔迫，四肢厥冷，吐泻并作，津液顿亡，则宗筋失养，故足挛筋缩，先起两腿，或见四肢，名曰霍乱转筋，生死瞬息。

年来此症大行，我邑地窄人稠，互相传染，甚有一家数人，同时告毙，深可畏也。兹故不揣鄙陋，爰拟一方，名曰：圣治。入夏可预合备用，如遇疫疠时行，痧暑并触，或感秽，或入病家心怀疑虑，胸觉痞闷时，藉以一丸入口，以解秽却邪，勿乱其气。

方用正号仙居野术，烘燥勿令焦黑二两，真川厚朴二两，白檀香研细末一两，真降香研细末一两，新会皮用盐水炒二两，以上五味，再同研为极细末，以广藿香六两煎浓汤，泛丸如大黄豆大，每服二三丸，细嚼和津咽下。

按术味甘能和脾，苦能燥湿，定中止呕，扶正却邪，开胃气以除积饮，故用以为君；朴苦辛能泻实而化湿，平胃调中，消痰行水，兼治泻痢呕恶；陈皮为脾肺气分之药，能快膈导滞，宣通五脏并可除寒散表，故用此二味为臣；檀香调脾利膈，正气驱邪；降香能辟秽恶怪异之气，故用为佐使；藿香禀清和芬芳之气，为达脾肺之要药，气机通畅，则邪逆自定，故用为引，其曰圣治者，以圣人有治病治未病之旨，盖思患预防，莫若服药于未病之先，使轻者解散，而重者化轻，未必非却病养生之一助云。

生螺鲠喉

《谭瀛》载富翁某，中年举一雄，甫周晬，忽终日啼哭，滴乳不食，举家忧惶，延多医商治，筹商立方，药不下咽，束手无策，次第散去，中有某医，素专治小儿，其术甚精，再三谛视指纹，知儿固无病，窃希厚酬，独留不去，而展转思维，卒不喻其啼哭不乳之故，偶游后园，见乳姆于荷池为儿洗灌衣袴，蓬头悲泣，问其何泣之哀，答曰："妾一家老幼不下十口，皆赖妾在此乳儿，得不冻馁，今儿疾不治，一家断难存活，那得不哭。"

医闻是乳姆，其心忽动，乃曰："我医也，再四谛视指纹，儿实无病，但不喻其啼哭不乳之故，汝若知之，可悉告我，我当设法治之。若是则汝家温饱，我亦得厚酬矣，未审汝知之否？"乳姆闻之，惶遽投地，悄语之曰："先生必秘勿告翁，妾乃敢言。"医曰："诺。"乃曰："前日抱儿戏池畔，儿掬石上生螺，纳诸口中，妾急以指掬之，已鲠喉际，从此啼哭，滴乳不食，此致病之由，惟妾一人知之，先生未审果能治之否？"医抚掌笑曰："得之矣。"见翁，笑贺曰："顷思得一良法，疾可立愈。"嘱翁速购肥鸭百头，绳系其足而倒悬之，以盏承鸭嘴所流涎沫若干，用铫频挹注儿口中，不炊许时，儿啼哭顿止，且以手索乳哺矣。

转女为男

天长宣鼎瘦梅《夜雨秋灯录》载：吾乡史苕媚明经，为人慷慨好施，老年望孙念切，子妇怀孕，未卜男女，时有精岐黄之道，不屑以医名者，苕媚延诊，其人曰："脉主得女，然吾翁之善，可回天意，请竭吾术，使转为男，以报知己。第阳茎须移一肢改造，得男必缺一肢，翁愿之否？"苕媚诧曰："先生之学，素所敬佩，不意竟能化女为男，无已，请移其足趾，无碍观瞻，更妙。"其人曰："不能。上可移下，下不能移上。再三筹度，惟两手小指无用，可以挪惜。"苕楣欣然诺谢，遂设炉炼药，佩服兼行，及期，果产男孩，手仅八指，见客腼腆，宛若闺阁中人。

又载姑苏有老翁，富而无嗣，仅生一女，及笄病笃，医皆束手，聘名医叶天士诊之，笑曰："是非病也。肯以若女为我女，且从我游，百日后，还阁下以壮健者，如迟疑不决，是翁自杀之，死非正命，良可哀也。"翁诧曰："诚如是，愿以千金为寿。"天士携归，另洁密室选婢之美而艳者，使伴女宿，嘱曰："此汝姑也，终身依依在是，顺姑无违，稍有拂逆，致增其病，惟汝是问。"于是日给药饵，恒往瞰之，见女体渐壮，容渐舒，与婢情好日密，形影相随，知事已遂，遽入其室，迫喝婢曰："汝与姑所作何事？我窥觇洞彻，必尽言之，如敢隐讳，将以刑求，毋自苦也。"婢视女而泣，女忸怩曰："婢之伴我，翁之严命，如违应责，顺何罪耶？"婢因曰："是主陷奴耳。以郎君伪称义女，而使奴同衾枕，违既不敢，从又获咎，使奴置身何地？"天士大笑曰："已顺从姑耶，方为汝喜，岂汝责耶，速女改装，去发而辫之，以药展其弓足，衣冠履舄，居然男子。"延其父至，而告曰："阁下以子为女，伪疾诳我，误使义女伴之，今为其所乱，将如之何？"翁愕然，不解所谓，乃使两人出拜，顾而大乐，愿以婢为儿妇，与天士结为姻娅，往来无间。

《乡序》曰："变女为男之法，见于医经，史以盛德而遇良医，理所应得，无足怪者，惟叶所治之女，其医经所载之五不男耶，名曰："天捷妒变半"。任冲不盛，宗筋不成曰天；值男即女，值女即男，曰捷；男根不满，似有似无曰妬；半月为男，半月为女，曰变；虽有男根，不能交媾，曰半。此五等人，状貌血气，本具男形，惟任冲二脉不足，似男而不成其男，为父母者，误以作女，年至十六，气足神旺，阳事兴矣，郁不得发，是以病笃，幸遇名医，充以妙药，诱以所欲，自然阳茎突出，不复女矣。吾意五不男中，除天阉外，皆可以药救也。

环唇疔

《谭瀛》载杭城某富翁，好行善，一子七岁，环唇生七疔，痛彻心髓，症甚危殆，凡精岐黄者，皆罗致家中，商榷立方，卒无效。创且日甚，水浆不入，医谢无能，相率辞去。翁愁思无策，坐待其毙而已。

忽有妪丐于门，聒求无厌，阍者呵之，翁闻，出责阍者，如言给妪。妪见翁泪承睫，诘知儿疾，曰"此名七星攒月，危症也。惟十二岁内小儿所下蛔虫百条，捣饼，迭敷之可治。"翁闻妪言，入谕于众，比出延妪，不知所往。而所给之物固在，惊以为神。如妪言，悬格征求，凡有小儿者，咸以药下蛔虫，争献求尝，敷之果愈。

燧按：唇为脾胃之应，如无蛔虫，以鸡内金、知母为末，加五谷虫共捣涂之亦可。

实热内伏

又载钱福耀，好善知医，治疾不责谢，元旦山行，见两叟坐地谈医，一叟苍髯垂胸，一叟丰颐微髭，钱顿触所好，拱手请教。苍髯者笑曰："汝亦知医耶？"对曰："然。"曰："医有三审，汝知之乎？"曰："何谓三审？"曰："一审色，二审舌，三审脉。"凡为人治疾，先审面色，由色而辨五行，或宜相生，或宜相克；次审舌，辨其枯润；次审脉之浮沉迟数，以分表里虚实，而决其风寒湿热。三审既确，然后斟酌立方，百不失一。汝第识吾言，神而明之，能事毕矣。钱顿首领教，请问两叟姓名，微髭者指苍髯者谓曰："此三国时华元化先生，予乃唐时孙思邈也。"钱大惊，知为遇仙，急仆伏叩首，及仰视，杳矣。自是医理日进。

会太守有母，暑月患疾，衣重裘尚自恶寒，群医全以热剂投之，不效，延钱诊治，观病者两颧赤，舌色黑燥，确系实热内伏，攻去内热，外邪自去，急命饱饮瓜汁，少选，泄去恶滞，儒然熟睡，寤后，汗出如雨，其疾良瘥。

虚寒中风

又载中丞某公，于中秋忽白睛上泛，骤然倒地，手足挛搐，多医相视，不敢立方，钱见某公面白微青，舌白而润，意中秋金气得令，凉风乘虚而入，引动内风，症属虚寒，治宜扶火泄金，培土制木，遂进参芪术桂等药，而疾顿愈。

膈

东轩主人《述异记》载：楚武昌府汉阳门内，旧有陈友谅广积仓基，今皆为民治，康熙甲子年，有地中掘得黑米者，黑如漆，坚如石，炒之即松，研为末，治膈症如神。临海教谕吴牖丹在楚亲见言之。

失明

祖台之《志怪录》载：吴中书郎盛冲至孝，母王氏失明，冲暂行勑婢食母，婢乃以蛴螬荠食之，王氏甚美，然非鱼肉，母谓冲曰："汝试问之"，既而问婢，服时见蛴螬。冲抱母恸哭，而目立开。《本草经》曰："蛴螬一名蟦齐，主治血瘴。"

痘

《时报》载凌颂和《患痘须知》九条云：

一、痘发五六日痘当出齐，看是否出齐，以脚心为验，脚心有痘则出齐矣。然痘稀少者亦不拘此，总以邪热退而痘为出齐矣。若一发便出齐者，势必重也。

一先发惊而后发痘者多安，先发痘而后发惊者多危，名曰惊痘。

一用手揩摩面颊如红随手转白，白随转红，谓之血活可治，如揩之不白举之不红，谓之血枯，虽疏难治。

一痘未开盘而头面先肿，此元气大虚，名为虚肿，非起胀也，其痘不能起胀，宜大补元气，肿自消而胀自起，若痘已回而肿不消，是元气大虚，不能摄毒尽化为浆，余毒留于肌肤之间所致。

一痘从正额两颧先见者多顺，人中、口鼻先见者多险，或口唇、目胞先浮肿者，此脾胃受毒尤险，太阳颐腮耳先见者多逆，其不能先见于上部而反见于下部者，亦元气不振耳，其起浆收痂亦同。

一诸处痘不起，惟面部及臀上痘有浆起绽者可治。有面部痘好，惟鼻上无痘，或有痘不出绽行浆者皆难治。四肢有浆惟身面无浆者难治。全身痘浆灌足，惟面上不行浆者死。全身痘色红活，惟面部焦估者难治。周身痘好，惟两足膝下全无者凶。若面半以上稠密灰滞，而面半以下匀明绽泽者，名云掩天庭难治。抑诸处出齐匀朗红润，而腰间稠密灰滞作痛者，名缠腰，此毒滞于阴，不能成浆，九日危，迟则不过十一日也。

一痘色紫中带黑焦枯者，乃纯阳无阴之症，其人必口干畏寒、小便短大便结，宜清火解毒，但得灌浆，犹望生活。

一颗粒疏绽，根盘红润，精神爽健，二便如常，吉痘也，勿药有喜。

一痘中有紫黑干硬、暴胀独大，脚无红晕或疼或不疼者，即痘疔也，痘疔能闭诸毒，未齐有疔则诸痘不能出；既齐有疔则诸痘不能起胀；行浆时有疔则诸痘必致倒陷，故初出时见有紫黑独大之点，恐其成疔，即宜以银针挑破，吸尽毒血，然后以拔疗散敷之，次日复看，若再硬胀，仍然刺破，以前药敷之，必转红活方可已也；若针挑不动，手捻有核，则成疗矣，须用针从四边剌开，以小钳钳出，其形如疗，有寸许长，拔去其疗，仍以前药敷疮口，乃可无虞。

又四肢有痘，惨暗坚硬而甚痛，或外无痘而内有核作痛者，亦痘疗也，宜以艾火烧之即愈，或以灯火烙之亦效。若不急治，则此粒痘深陷穿筋透髓而烂见骨，甚可畏也。

又天庭有黑点，心窝舌上必有疗；地角有黑点，阴囊阴户必有疗；两颧有黑点，两腋必有疗；准头有黑点，四肢必有疗，此观显可知其隐，又不可不详也。

又痘大色黄如金者，名贼痘，大而黑者为痘疗，当以银针挑破吸尽毒血，拔疗散敷之。

附拔疗散方：水飞明雄黄二钱，胭脂粒五钱，无则胭脂膏亦可，共为细末。凡遇痘疗、贼痘剌出黑血，敷之立能上痛，神效。倘舌上痘疗，用铜绿、银朱、朱砂、雄黄、人中白等分，共研匀探之。

食鸭成症（一）

宋·刘敬叔《异苑》载：元嘉中章安有人噉鸭肉，乃成瘕病，胸满面赤，不得饮食，医令服秫米泔，须臾烦闷，吐一鸭雏，身啄翅皆已成就，惟左脚故缀，昔所食肉，病遂获瘥。

食鸭成症（二）

又载有人误吞发，便得病，但欲咽猪脂，张口时，见喉中有一头出受膏，乃取小钩为饵，而引得一物，长三尺余，其形似蛇，而悉是猪脂，悬于屋间，旬日融尽，惟发在焉。

中痰

明·郑仲夔胃师《耳新》载：严分宜朝退，忽暴疾，家人救不醒，京师名医延请略遍，而服药都不少效，举家惶惶，且欲议后事。有彭孔者，善医而甚无名，闻而自荐，入视，修一剂，谓分宜夫人曰："饮此，当呕出多痰，痰去，至夜半方醒，明晨可全无事。若吾来迟，即无济矣。"诸医咸目笑之。煎服，有顷果呕痰数升，再服复睡去，至三更，忽能言，次日遂愈。孔由是知名，大为分宜用事。

燧按：名公巨卿，信虚喜补，医家以逢迎以卸责，虽见症确凿，不敢放手用攻，比比皆是，可慨也。

脾疾

禾水包公剡汝辑《南中纪闻》载：靖州南二十里飞山砦，相传为元末朱都督屯兵之所，墙砾间时有米粒，色微黑而不腐，云是朱公所遗兵粮，游客谒神祠，取辄得之，至今尚有，服之可疗脾疾。此亦一段奇迹。闻衡山有仙人粮，斯其仿佛欤。

燧按：相传黑米能治膈症，治脾胃也颇有理在。

猘犬伤

华亭陈继儒《群碎录》载:《左传》云:国狗之瘈无不噬也。杜预注云:"瘈狂犬也。今云猘犬。"《宋书》云:"张收为猘犬所伤,食虾蟆脍而愈。"又椎碎杏仁纳伤处即愈。

邪祟交合

樵因李王枕甫逋胧《蚓庵琐语》载:新安程孝廉名光裎字奕先,奉吕祖甚虔,忽有黑气入裈中,似觉妇人之阴,一接而精大泄,符药不灵。一日遇一道人,教具佩麝香可愈。初佩不多,未验,后佩两余,其祟遂绝。

噎

吴江钮玉樵诱《觚賸》载:武昌小南门外献花寺僧自究病噎,百药不效,临殁,谓其徒曰:"我毒〔独〕罹此患,胸臆必有物为祟,逝后剖去殓我,我感之入地矣。"其徒如教,得一骨如簪,收置经案,久相传示。

阅岁,适有戎帅寓寺,从者杀鹅,未断其喉,偶见此骨,取以挑刺,鹅血喷发,而骨遂消灭。自究之徒亦病噎,因悟鹅血可治,数饮遂愈。遍以此方授人,无不验者。

燧按:苏恭谓鹅毛灰治噎,不独血也。

龟症产

明·杨循吉《蓬轩吴记》载:葛可久国初名医,有奇验。一人患腹疼,延葛治,葛视之,谓其家曰:"腹有肉龟，俟熟睡吾针之，勿令患者知，知则龟藏矣。"患者问故，家人诳曰："医云寒气凝结，多饮酿酒自散耳。"患者乃引觥剧饮，沉酣而卧，家人亟报葛，葛诊其脉，以针刺其腹，患者惊寤，畀以药，须臾，有物下，俨如龟，厥首有穴，盖针所中也，病遂愈。

又一邻妇娠将娩，气上逆，痛不可忍，就葛视，葛见之，遽以掌击案，厉声大叱，妇惊，产一子。葛慰曰："向见尔色青气逆，是腹中儿上攻，少缓不可救矣。猝然被惊，故即产也。"其神验如此。

燧按：三尸为患，亦不能明告患者何病何药，告则其虫避不饮药矣。又惊则气下，故葛之治二病如此。

鬼傩术

亡友陆晋笙先生遗集序

人生最难得者，其惟学术上之良友乎！廿余年来逝者过半，若福州郑肖岩、宁波徐友丞、绍兴何廉臣、同里陆晋笙、嘉定张山雷。或则墓木已拱或则遗书待梓，人才之憾亦学术之厄也之！数君者皆年长于余，惟肖岩寿最高，友丞未逾中年，余皆在花甲外。于学术上均有相当之努力与成绩，诚国医界之先觉，海内一致推服无异辞。今国医未有学校系统，学科尚未确定，学术尚在过渡时代而回首良友都成异物，人琴之痛曷其有极！

顷者晋笙先生哲嗣，成一世兄以其尊人遗着欲刊以传世索序及余，余虽亦垂垂老矣！学殖荒落，所志所事百无一成，然对于亡友固犹耿耿在念也。今其哲嗣箕裘克绍能善体先人之志，不没其心血所萃，卒能刊而行之与及身所刊者同传于世，俾后学者得窥其全豹，有子如此于是晋笙为不朽矣！

晋笙故为吾吴著族，早岁蜚声庠序文名藉甚，中年入政界其治迹班班可考，未遑悉数。医学造诣甚深且虚心不自以为是，受其回春之惠者，至今犹称道弗衰。其课子女也，文字之余兼及医学，所生丈夫子四人、女子子六人皆饫闻庭训，无不知医尤为难能可贵。

成一世兄由苏来沪，少年老成，能世其家学，余嘉其能成父之志也，故乐为之序。

中华民国二十四年八月二十五日同里徐相任谨序

弁　言

　　黄帝召集良医鬼臾区、傀贷季、岐伯、伯高辈作内经，其书失传，明医理者撰集遗闻剩义，成素问、灵枢两经传世。即名曰内经，虽非原书而博大精微，实万古不磨之作，其博大也，推原于一炁化为三清，参天地包万物，六纪变迁气运之递嬗，五方高下气候之异宜，在在与人身生理学病理学相贯通，其精奥也，津液血气变化之神奇，经脉营卫运行之迟速，如璇玑玉衡同七政以斡运其细微也。脉络之多少，筋骨之长短，膜原腧穴之所在，莫不一一详细，惟文义艰奥难于卒读。

　　扁鹊作难经，发八十一难以阐明之，文亦简古。迨张景岳作类经，薛生白取其书删订之，名曰医经原旨，颇有功于医家，但其书皆就医家合用者而录之，似乎遗其精义取其粗迹。然布帛菽粟实为日用之资，至可宝可贵也！

　　我今以后学惮于读内经也，于是摘素问节要、灵枢节要两种，复以先读难经再读内经易于明了也，于是摘难经节要一种，又以原旨一书文义浅明，非若内难古文辞之艰涩也，于是摘是书名曰雪梯，先阅此书为读内难之梯阶，此简而又简循序渐进之法，后学共有意乎！

雪　梯

古吴鲜溪老顽节录

治病法

病有微甚治分轻重

经意谓治病之法，微者调之，谓小寒之气和之以温，小热之气和之以凉也；其次平之，谓大寒之气平之以热，大热之气平之以寒也；盛者夺之，谓邪之甚者当直攻而取之，如甚于外者汗之，甚于内者下之也。

轻病调以汤液　重病始用药剂

病微者可以五谷之汤液调养之，病深者当以药剂。故经云：容色见浅者，汤液主治；容色见深者，必剂主治。谓病容病色也。

善治病者　治其始萌

邪愈深则治愈难，故上工治其萌芽，下工救其已成，救其已成者用力多而成功少。故经曰：善治者治皮毛，其次治肌肤，其次治筋脉，其次治六腑，其次治五脏，治五脏者半死半生也。

表病宜散　实病宜泻　虚病宜补

经谓：治病因其轻而扬之；因其重而减之；因其衰而彰之者。病浮于表故宜散扬之；病实于内故宜泻之；气血虚衰故宜补之、益之，使气血复彰。于此三者而表里虚实之治尽之矣。

汪讱庵曰：治以适至其所为节，如病高而治下，病远而治近，病中而治外，病重而治轻，皆为药病不相当也。

陆鰕溪曰：治病之法表、下利、小便三路，然去邪在此三处，伤正亦在此三处，解表能伤阳气，通便能伤阴液，利小便能伤精气也，可不惧哉！

治病必辨邪实正虚之多少

邪气有微盛，故邪盛则实；正气有强弱，故精夺则虚，经文言此二句为治病之大纲，其辞似显，其义甚微，最当详辨而辨之，有最难者也，盖实。言邪气实，宜泻也；虚。言正气虚，宜补也。凡邪正相薄而为病，则邪实正虚皆可言也。

主泻者曰：邪盛当泻。主补者曰：精夺当补。各执一见藉口文饰，以至精之圣训，酿莫大之害，不知理之所在有必不可移易者，察虚实之缓急有无也，无虚者，急在邪气去之不速，留则生变也！多虚者，急在正气培之不早，临期无济也；微虚微实者，亦治其实可一扫而除也；甚虚甚实者，所畏在虚但固守根本以先为己之不可胜，则邪无不退也；二虚一实者，兼其实开其一面也；二实一虚者兼其虚防生不测也；总之，实而误补固必增邪，虚而误攻真气忽去，此虚实之缓急，不可不察也。

痛有虚实　治分攻补

治病之法，有曰：痛无补法者。有曰：通则不痛，痛则不通者。有曰：痛随利减者。人相传诵，皆以此为不易之法。凡是痛症无不执而用之，不知痛随利减。"利"字训作通字，非下也。

假令在表者实汗而利之，在里者实下而利之，在气血者实散之，行之而利之则得治实之法也。然痛症亦有虚实，治法亦有补泻，其辨之之法不可不详。凡痛而胀闭者多实，不胀不闭者多虚，痛而拒按者为实，可按者为虚，喜寒者多实，爱热者多虚，饱而甚者多实，饥而甚者多虚，脉实气粗者多实，脉虚气少者多虚，新病壮年者多实，愈攻愈剧者多虚，痛在经者脉多弦大，痛在藏者脉多沉微，必兼脉症而察之，则虚实自有明辨。

实者可利，虚者亦可利乎？不当利而利之则为害不浅，故凡治表虚而痛者，阳不足也，非温经不可；里虚而痛者，阴不足也，非养荣不可；上虚而痛者，心脾受伤也，非补中不可；下虚而痛者，脱泄亡阴也，非速救脾肾温补命门不可；夫以温补而治痛者，古人非不多也，惟近代薛立斋尤得之，奈何明似丹溪而亦曰：诸痛

71

不可补气，局人意见如此。

时气病治之以胜

经云：四时之病即时气也，治之以胜者，寒者热之；热者寒之；温者清之；清者温之；散者收之；抑者散之；燥者润之；急者缓之；坚者软之；脆者坚之；衰者补之；强者泻之。各平其气，必清必静则病气衰去此之谓也。

治病因时令而异

凡治病，春夏发生宜先养气，秋冬收藏宜先固精。

邪虽盛正已虚治法

若正气既虚则邪气虽盛亦不可攻，盖恐邪未去而正先脱，呼吸变生措手无及，故治虚邪者，当先顾正气，正气存则不致于害，且补中自有攻意，盖补阴即所以攻热，补阳即所以攻寒，世未有正气复而邪气不退者，亦未有正气竭而命不倾者，如必不得已亦当酌量缓急，权宜多少寓战于守斯可矣。

形不足温以气　精不足补以味

经云：形不足者，温之以气；精不足者，补之以味。此即言彰之之法而在于药食之气味也。以形精言，则形为阳，精为阴；以气味言，则气为阳；味为阴。阳者卫外而为固也，阴者藏精而起亟也。故形不足者，阳之衰也，非气不足以达表而温之。精不足者，阴之衰也，非味不足以实中而补之。阳性暖故曰温，阴性静故曰补。

又经云：味归形，形食味；气归精，精食气。可知形以精成，精以气化，气以味生，味以气行，则气不能外乎味，味亦不能外乎气，实相须为用者也。

治气虚分上　中　下三法

气虚者无气之渐，无气则死矣，故当挽回其气而引之使复也。如上气虚者升而举之，下气虚者纳而归之，中气虚者温而补之也。故经云：气虚宜掣引之。

饮食男女七情病不宜外治宜服汤药

经言：病生于内者，饮食男女七情病也。其治宜毒药者，病生于内，非针灸按导所能治也。毒药者，总括药饵而言，凡能除病者皆可称为毒药矣，药性皆偏只可治病不可养生，故皆称毒，非若后世之所谓毒药也。

真阴真阳不足治法

经谓：诸寒之而热者，谓以苦寒治热而热反增，非火之有余，乃真阴之不足也，阴不足则阳有余而为热，故当取之于阴，不宜治火也。只补阴以配其阳，则阴气复而热自退矣。热之而寒者，谓以辛热治寒而寒反甚，非寒之有余，乃真阳之不足也，阳不足则阴有余而为寒，故当取之于阳，不宜攻寒也，但补水中之火则阳气复而寒自消也。益火之源乃可以消阴翳，壮水之主自可以制阳光。

阴虚火旺阳衰阴盛　勿治其旺

经旨谓：病有阴阳，气有衰旺，不明衰旺则治之反盛，如阳盛阴衰者阴虚火旺也，治之者不知补阴以配阳，专用苦寒，是治火之旺也。阳衰阴盛者，气弱生寒也，治之者不知补阳以配阴，专用辛温，是治阴之旺也。

驳小儿纯阳宜寒凉之非

有谓：小儿为纯阳之体多宜清凉之治者，此说误人。女子二七、男子二八而后天癸至，夫天癸者，阴气也。小儿之阴气未至，故曰纯阳，原非阳气有余之谓，特稚阳耳！稚阳之阳其阳几何？使阳本非实而误认为火，则必用寒凉妄攻其热，阴既不足又伐其阳，多致阴阳俱败。脾肾俱伤，又将何所借赖而望其生乎！又曰：小儿无补肾法，此何说耶！夫小儿之阴气未成，即肾虚也，或父母多欲而所禀水亏，亦肾虚也！阴既不足而不知补之，阴绝则孤阳亦灭矣，何谓无可补耶。

形气俱不足　调以甘药

经言：阴阳形气俱不足，调以甘药者，因药食之入必先脾胃，而后五藏得禀其气，胃气强则五藏俱盛，胃气弱则五藏俱衰。胃属土而喜甘，故中气不足者非甘温不可，土强则金旺，金旺则水充，以土为万物之母，而阴阳俱虚者，必调以甘药也。五味各有补泻，以五行生尅之理言之，此则当微兼五味，而以甘为主，庶足补中。形不足者，温之以气；精不足者，补之以味，故气味之相宜于人者，谓之为补则可，若用苦劣难堪之味而求其能补，无是理也。

病有真假　法有正治反治

经云：治有逆从者，以病有微甚，病有微甚者，以证有真假也。寒热有真假，虚实亦有真假，真者正治，假者反治。

寒因热用　热因寒用

治热以寒温而行之，治寒以热凉而行之，此即内经寒因热用，热因寒用之旨也。

诊法脉病相反　必辨诸重按　不鼓无力　鼓甚有力

脉之阴阳必从乎病，阳病见阳脉，经所谓脉至而从也，若脉病不应而相反，浮洪滑大之类本皆阳脉，但按之不鼓，指下无力，便非真正阳脉，不可误认为阳病。阴病见阴脉，经所谓脉至而从也，若虽细小而按之鼓甚有力者，此则似阴非阴，便非真正阴脉，不可误认为阴病。

治病必求其起初之本

治本者十之八九，治标者惟中满及小大不利二者而已，盖此二者亦不过因其急而不得不先之也。如治病必求于本，"必"字，即中满及小大不利二证，亦有急与不急之分，而先后乎！其间者何？今之医动称急则治其标，缓则治其本，正不知孰为可缓孰为最急，颠倒错认，但见其举手误人耳，况二便之治，小便尤难，苟其明气化能出之意，则大肠之血已燥者，何可用硝黄，膀胱之气不化者，何可用五苓哉。

治病皆治先起之本　独中满治后生之标

经谓：先有他病而后生中满者治其标，诸病皆先治本，而惟中满者先治其标。盖以中满为病，其邪在胃，胃者藏府之本也，胃满则药食之气不能行，而藏府皆失其所禀，故先治此者，仍所以治本也。

中满乃大实坚之谓

经称：中满者泻之于内。中满二字最宜详察，即痞满大实坚之谓，故当泻之于内，若外见浮肿而胀不在内者，非中满也。妄行攻泻必至为害，此句之要在一中字。

陆鲟溪曰：即发胀于内而由肝气结聚、脾气困惫者，便非此可泻之中满，若气虚中满，更当审机进补矣！

治病皆治先起之本　独二便不利者治标

经谓：小大不利治其标者，以二便不通乃危急之候，虽为标病必先治之。此所谓急则治其标也，凡诸病而小大利者皆当治本无疑矣。

治病必求致病之原因

人之疾病或在表、或在里、或为寒、或为热、或感于五运六气、或伤于藏府经络，皆不外阴阳二气必有所本，故或本于阴、或本于阳、病变虽多其本则一。知病所从生而径治之，则得其要矣。倘但知见病治病，而不求其致病之原因，病何能愈。经云：治病必求于本，本者致病之原也。

汪讱庵曰：治病必先明于阴阳，凡人之藏府气血、气之风寒暑湿、病之表里、上下脉之迟数浮沉、药之温平寒热，皆不外阴阳二义。

治病治其所从来

经云：病有中外，从内之外者调其内，从外之内者治其外，但治其本无不愈也。又云：从内之外而盛于外先调其内；从外之内而盛于内先治其外者，病虽盛于标，治必先其本，而后可愈，此治病之大法也。

诊法问其始病　察其现病

经称：诊病之道，必审问其始病者，察致病之由也，求今之方病者，察现在之证也，本末既明而后切按其脉，以参合其在经、在络，或浮、或沉，上下逆从，各因其次以治之。

治病治其初起之所因

经意谓：治本之道，有因他病而致血气之逆者；有因血气逆而致变生之病者；有因寒热而生为病者；有因他病而生为寒热者；但治其所因之本原，则后生之标病可不治而自愈。

病状同　治其所先

经谓：气伤则痛，形伤则肿，先痛而后肿，因气伤形；先肿而后痛，因形伤气。一则气先病而后及于形，一则形先病而后及于气。

陆鲟溪曰：凡病治其所先，所谓必求其本，知所先后则近道矣。

病起分内外先后　治其所先

经云：外部，言六府之表，六府挟其两侧也；内部，言五藏之里，五藏次于中央也。故凡病先起外部而后及内部者，其病自表入里，是外为本而内为标，故当先治其外，后治其内。若先起内部而后及外部者，其病自里出表，是阴为本而阳为标。故当先治其阴后治其阳，若反之者，皆为误治，病必益甚矣。

制方气味厚薄　以分治上治下

经谓：补上治上制以缓，欲其留布上部也；补下治下制以急，欲其直达下焦也。故欲急者须气味之厚，欲缓者须气味之薄。此制方主治之要领。

方制君臣佐使

经言：方制有君、臣、佐、使者，君为对症之要药，一二味而分量特重，赖之以为主，味数稍多而分量稍轻谓之臣，所以匡君之不逮也，应臣者谓之使，数可出入而分量更轻，所以备通行向导之使也，非言药性善恶，有上中下之殊异。

服药法　分食前食后

经意谓：病所有深远，而药必由于胃设用之，无法则药不及病矣。故当以食为节，而使其远近皆达，如欲其远者，药在食前则食，催药而致远矣。欲其近者，药在食后则食，隔药而留止矣，由此类推，则服食之疾徐、根梢之升降，以及汤膏丸散各有所宜，必无越其制度也。

药戒过剂

药性有大毒、常毒、小毒、无毒之分，去病有六分、七分、八分、九分之制者。盖以治病之法，药不及病则无济于事；药过于病则反伤其正而生他患矣，故当知制而进止有度也，故经谓：大毒治病十去其六；常毒治病十去其七；小毒治病十去其八；无毒治病十去其九。

药味偏用积久为害

经意谓：药分五味，其性各有所入，若味有偏用则气有偏病，偏用既久其气必增，此物化之常也，气增而久则藏有偏胜，藏有偏胜则必有偏绝矣，此致夭之由也。如味过于酸，肝气以津，脾气乃绝；味过于咸，大骨气劳短肌、心气抑之类是已，即食物亦复如是。

王启玄曰：久而增气者如苦先入心，久从火化，服黄连苦参反热之类。

病去八九　当以饮食消息解邪

病已去其八九而有余未尽者，则当以谷肉果菜饮食之类，培养正气而余邪自尽矣，然饮食亦贵得宜，否则反伤其正，经旨盖如此。

渍形为汗

经称：渍形为汗者，邪在肌表，故可外治，以为汗如许彻，宗用黄芪防风汤数十斛置于床下，以蒸汗张苗烧地加桃叶于上，以蒸汗或用药煎汤熏之、浴之，皆渍形之法也。

陆鲟溪曰：以芫荽、西河柳熏汗，治寒包于外，疹不得出皮肤，无汗者，屡验。

疫气初受嚏以泄之

五疫即五运疫疠，乃天之邪气，若吾身正气内固则邪不可干，故不相染也；天牝，鼻也，鼻受天之气，故称天牝，气自空虚而来，亦欲其自空虚而去。故经云：避其毒气，天牝从来复得其往也，盖以气通于鼻，鼻连于脑中，流布诸经令人相染矣，气出于脑为嚏，或张鼻泄之，则邪从鼻出毒气，可令散矣。

粗工迷诊

浅学辈一得自矜，妄谓：道之易知，故见标之阳辄从火治，热病未除寒病复起，虽阴阳之气若同，而变见之形则异。故经云：粗工嘻嘻以为可知言，热未已寒病复始，同气异形，迷诊乱经此之谓也。

治病必求于本　在乎学力

经谓：治病必求于本者，"本"之一字，合之则惟一，分之则无穷，所谓合之惟一者，阴阳也；未有不明阴阳而能知事理者，亦未有不明阴阳而能知疾病者，此天地万物之大本，必不可不知也！所谓分之无穷者，有变必有象，有象必有本，凡事有必不可不顾者，即本之所在也；死以生为本，欲救其死勿伤其生，邪以正为本，欲攻其邪必顾其正。血以气为本，气来则行，气去则凝。

先者后之本，病从此来者须从此去，急者缓之，本孰急可忧，孰缓无虑，内者外之本，外实者何伤，中败者堪畏；下者上之本，滋苗者先固其根，伐下者必枯其上，虚者实之本，有馀者拔之无难，不足者攻之何忍，真者假之本，浅陋者只知现在，精妙者疑似独明；至若医家之本，在学力。学力足以尽求本之妙，始可与言治矣。

淮南子曰：所以贵扁鹊者，知病之所从生也。

浅学治病　好自用适以害人

粗工学不精而庸浅，好自用而孟浪也，意其为实而攻之，则假实未去而真虚至，意其为热而寒之，则故热未除而新寒起，是不足以治人，而适足以害人，故经云：故病未已新病复起。

察病法

诊病用望

勇可察其有馀，怯可察其不足，骨可以察肾，肉可以察脾，皮肤可以察肺，望而知之，故经云：诊病之道，观人勇、怯、骨、肉、皮肤能知其情以为法也。

善诊者望颜色

经谓：善诊者，先察色审清浊而知部分，盖因色者神之华，故可望颜色而知之，如病人有气色见于面部，鼻头色青，腹中痛苦冷者，死。鼻头色微黑者，有水气，色黄者，胸上有寒色白者，亡血也。色微赤非时者，死。又色青为痛，色黑为劳，色赤为风，色黄者便难，色鲜明者有留饮之类是也。

治病辨五官

经曰鼻为肺窍，目为肝窍，口唇为脾窍，舌为心窍，耳为肾窍，所以司呼吸、辨颜色、纳水谷、别滋味、听声音者也，五藏五窍各司其职，人身乃治。故经云：治病辨五官以候五藏，肺病者喘息鼻张；肝病者眦青；脾病者唇黄；心病者舌卷短以赤；肾病者颧与颜黑。

汪讱庵曰：目为肝窍，然能辨别事物，故又为心窍。

诊病当察望面部

经言：颜名天庭最高，色见于此者，上应首面之疾，眉心之上名阙，上其位亦高，应咽喉之疾；眉心名阙中，中部之最高者应肺；两目之间为山根，应心；鼻柱谓之年寿，应肝；胆附于肝之短叶，故肝左应胆，其在年寿之左右也，年寿之下为准头，亦曰明堂，准头属土居面之中央，故以应脾；准头两旁为鼻隧，脾与胃为表里，脾居中而胃居外，故应胃；颧骨之下应大肠；两颊应肾；鼻准之上两颧之内小肠之应也；鼻准下为人中，胱膀子宫之应也；以上皆五藏六府之应也。

诊病脉色相参　以面黄为有胃气

经言：相五色之奇脉以诊病，凡此色脉之不死者，皆兼面黄，盖五行以土为本，而胃气之犹在也；凡脉色之皆死者，以面无黄色，无黄色则胃气已绝矣！又必能察其润泽枯夭，以决善恶成败之机，庶足谓之良工也。

诊病望面色枯润

诊五色如明润光彩见之者生，若藏气败于中，则神色夭于外，夭必死矣。

诊病必合色脉　内外以互参

切脉之动静，诊阴阳也，视目之精明，诊神气也，察五色之变见，诊生克邪正也，观藏府虚实以诊其内别，形容盛衰以诊其外。此经文言：凡诊病者必合脉色内外参伍以求，则阴阳、表里、虚实、寒热之情无所遁，而先后、缓急、真假、逆从之治必无差。故可以决死生之分，而况于疾病乎！参伍之义，以三相较谓之参，以五相类谓之伍，搜其隐微通其变极其数也。

汪讱庵曰：诊非独脉也，有自脉言者，有自证言者，有自形言者，有自色言者，有自声言者。又曰：脉象洪大为阳，沉细为阴，凡外感症阳病见阳脉为顺，阳病见阴脉为逆；阴病见阳脉亦为顺。内伤症阳病见阳脉为顺，阳病见阴脉为逆，阴病见阴脉为顺，阴病见阳脉亦为逆也。

诊病辨脉有纲领

经云：定脉之缓、急、小、大、滑、涩其病乃可别者，缓、急以至数言；小、大、滑、涩以形体言；滑不涩也，往来流利如盘走珠，涩不滑也，虚细而迟往来觉难，如雨沾沙，如刀刮竹，六者相为对待，辨此六者则病变可以定矣，此为诸脉之纲领。

诊脉法

平旦者，阴阳之交也，阳主昼，阴主夜，阳主表，阴主里，凡人身营卫之气，一昼一夜五十周于身，昼则行于阳分，夜则行于阴分。迨至平旦复皆会于寸口。寸口者，脉之大会，五藏六府之所终始也。

夫脉气血之先也，盛则脉盛，衰则脉衰，热则脉数，寒则脉迟，微则脉弱，平则脉和，长人脉长，短人脉短，性急人脉急，性缓人脉缓，此皆其常也，反者为有过之，脉经云：欲诊此脉常以平旦为可。

汪讱庵曰：气味由胃传肺，肺为转轮于诸经，故诸经之脉皆变见于气口。

身有病而脉无病为孕

经断恶阻身有病也，脉亦当病，或断续不调，或弦涩细数是皆邪脉，则真病也。若六脉和滑而身有不安者，其为胎气无疑矣！经谓：何以知怀子且生身有病而无邪脉也。

诊病察形气相得不相得

体貌为形阴也，运行属气阳也，阴主静，阳无阴不成，阳主动，阴无阳不生，故形以万气，气以运形，阴阳当和不得相失，如形盛脉大或形瘦脉细皆为相得。经云：形气相得者生，若外有余而中不足，枝叶盛而根本虚。经云：形盛脉细少气不足以息者，危。若阴不足而阳有余，阴形既败孤阳无独留之理，经云：形瘦脉大胸中多气者，死。

病察在血在气

病之或在气分或在血分，当各察其处而不可乱也，故经云：定其血气各守其乡。

诊病听息闻声

视喘息、听音声而知所苦者，以病苦于中，声发于外故也，如肝病声为呼、心病声为笑、脾病声为歌、肺病声为哭、肾病声为呻之类；又如病人语声寂然喜惊呼者，骨节间病；语声喑喑然不彻者，心膈间病；语声歌啾然细而长者，头中病；在上焦者其吸促；在下焦者其吸远；此皆难治。呼吸动摇振振者不治；总之声由气发，气充则声壮，气衰则声怯，阳候多语，阴证无声，多语者易济，无声者难荣，然则音声不惟知所苦，而且可知死生矣。

诊病必问饮食起居

饮食有膏粱藜藿之殊，居处有寒温燥湿之异，因常知变必详问而察之。故经云：凡诊病者必问饮食居处。

治病必察二便

经云：凡治病必察其下者，"下"言二阴，二阴者，肾之窍，胃之关也。仓廪不藏者，是门户不要。得守者生，失守者死，故二便为胃气之关锁，而系一身元气之安危也。

受病有先后

经谓：阳受风气故上先受之，阴受湿气故下先受之，然上非无湿，下非无风，但受有先后耳，曰：先受之则后者之传变可知矣。

至虚有盛候　大实有羸状

如虚实之治，至虚有盛候，则有假实矣；大实有羸状，则有假虚矣。总之，虚者，正气虚也，为色惨形疲、为神衰气怯、或自汗不收、或二便失禁、或梦遗精滑、或呕吐膈塞、或病久攻多、或气短似喘、或劳伤过度、或暴困失志、虽外证似实而脉弱无神者，皆虚证之当补也。

实者，邪气实也，或外闭于经络、或内结于藏府、或气壅而不行、或血留而凝滞，必脉病俱盛者，乃实证之当攻也。然则虚实之间最多疑似，有不可不辨其真耳。

阳病上行极而下　阴病下行极而上

手之三阴从藏走手，手之三阳从手走头，足之三阳从头走足，足之三阴从足走腹。盖阴气在下，下者必升；阳气在上，上者必降；脾阴胃阳气皆然也。故阳病极则及于下，阴病极则及于上，极则变也，非惟上下表里亦然。经云：阴气从足上行至头而下行，循臂至指端，阳气从手上行至头，而下行至足。

汪讱庵曰：伤于风者上先受之，风为天，气极则下行。伤于湿者下先受之，湿为地，气极则上行。

五藏之气皆上通七窍

诸气之津液，皆上熏于面者，肺气通于鼻、心气通于舌、肝气通于目、脾气通于口、肾气通于耳，此五藏之气，皆上通乎七窍，不独诸阳经络乃得上头也。

一身血气皆聚于头面

一身血气皆既聚于头面，故寒气不能胜之，盖头为诸阳之会，言为阳聚之处，非曰无阴也，如伤寒止言足经而手在其中，非无手经也，十二经脉三百六十五络其血气皆上于面，而走空窍其义明矣。

汪讱庵曰：诸阴脉皆至颈胸中而还，独诸阳脉皆上至头耳。

真寒假热与真热辨

如寒热之真假者，真寒则脉沉而细、或弱而迟，为厥逆、为呕吐、为腹疼、为飧泄下利、为小便清频，即有发热必欲得衣，此浮热在外而沉寒在内也。真热则脉数有力、滑大而实、为烦躁喘满、为声音壮厉，或大便秘结、或小水赤涩、或发热掀衣、或胀痛热渴，此皆真病。真寒者宜温其寒，真热者宜解其热，是当正治者也。

阳证似阴　阴证似阳辨

假寒者，阳证似阴，火极似水也，外虽寒而内则热，脉数而有力、或沉而鼓击、或身寒恶衣、或便热秘结、或烦渴引饮、或肠垢臭秽，此则恶寒非寒，明是热证，所谓热极反兼寒化，亦曰阳盛隔阴也。

假热者，阴证似阳，水极似火也，外虽热而内则寒，脉微而弱、或数而虚、或浮大无根、或弦芤断续、身虽炽热而神则静、语虽谵妄而声则微、或虚狂起倒而禁之即止、或蚤迹假斑而浅红细碎、或喜冷水而所用不多、或舌胎而赤而衣被不撒、或小水多利或大便不结，此则恶热非热，明是寒证。所谓寒极反兼热化，亦曰阴盛隔阳也。

此皆假病。假寒者清其内热，内清则浮阴退舍矣；假热者温其真阳，中温则虚火归原矣，是当从治者也。

藏府经络位置

五藏阴阳之分

心肺居于膈上，连近于背，故为背之二阳藏；肝脾肾居于膈下，连近于腹，故为腹之三阴藏，然阳中又分阴阳，阴中又分阴阳，故经云：背为阳，阳中之阳心也，背为阳，阳中之阴肺也；腹为阴，阴中之阴肾也，腹为阴，阴中之阳肝也，腹为阴，阴中之至阴脾也。

十二官

心为一身之君主，禀虚灵而含造化，具一理以应万机，藏府百骸惟所是命。故经曰：神明出焉。

肺与心皆居膈上，位高近君，犹之宰辅，故经称：相传之官，肺主气，气调则营卫藏府无所不治。故经曰：治节出焉。

肝属风木，性动而急，故经称：将军之官，木主生发，故经称：谋虑所出。

胆禀刚果之气，故经称为中正之官，决断所出，胆附于肝，相为表里，肝气虽强，非胆不断，肝胆相济勇敢乃成。

膻中在上焦，亦名上气海，为宗气所积之处，主奉行君相之令，而布施气化，故经称为臣使之官，十二经表里有心包络而无膻中，以心包络之包为膜，犹心君之宫室也，络在膜外，犹心君之城府也，附近包络者总称膻中。

脾主运化，胃司受纳，通主水谷，故皆称为仓廪之官，五味入胃由脾布散。故经曰：五味出焉。

大肠居小肠之下，主出糟粕。故经谓：肠胃为变化之传道。

小肠居胃之下，受盛胃中水谷而分清浊，水液由此而渗于前，糟粕由此而归于后，脾气化而上升，小肠化而下降。故经曰：化物出焉。

肾属水而藏精，精即水之所化，精盛形成则作用强，故经称为作强之官，水能化生万物，精妙莫测。故经曰：伎巧出焉。

三焦为利水之道，上焦不治则水泛高原；中焦不治，则水留中脘；下焦不治，则水乱二便；三焦气治，则脉络通而水道利。故经曰：决渎之官。

膀胱位居最下，三焦水液所归，是同都会之地，故经曰：州都之官，津液藏焉。膀胱有下口而无上口，津液之入者为水，水之化者由气，有化而入，而后有出，是谓气化则能出矣，然气化之原，居丹田之间，是名下气海，天一元气化生于此，元气足则运化有常，水道自利，所以气为水母，知气气化能出之旨，则治水之道思过半矣。

汪讱庵曰：脉气流行于十二经，十二经之气皆归于肺，肺居高而受百脉之朝会，乃转输精气。又曰：肺主治节，分布气化，使四藏安定，三焦均平，上下中外各得其所也。

治病必治于明十二经脉

经脉者，藏府之枝叶；藏府者，经脉之根本，学治病者，必始于此工之良者；亦止于此！但粗工忽之，谓其寻常易知耳；上工难之，谓其应变无穷也。故经云：十二经脉者，人之所以生病之，所以成人之，所以治病之，所以起学之所始，工之所止也，粗之所易，上之所难也。

手太阴肺脉发于中焦

十二经脉所属，肺为手太阴经，手之三阴从藏走手，皆自内而出，故手太阴脉发于中焦，当胃中脘，在脐上四寸之分。

络有十五

十二经，十二络之外，有任督二络及脾之大络，是为十五络。

汪讱庵曰：五藏六府加心包为十二经，经有十二络穴，再加督之长强、肝之尾翳，脾之大包，为十五络，凡二十七气。经云：经脉十二，络脉十五。

脾胃之络各有二

足太阴之别名，曰：公孙。络名大包。足阳明之别名，曰：丰隆。络名虚里。诸经之络惟一，脾胃之络各二。盖以脾胃为藏府之本，而十二经皆以受气者也，经脉筋络本明针灸之理而行药治病之要一以贯之。

脾之大络包罗诸络之血

脾之大络总统阴阳诸络，包罗诸络之血，以灌溉五藏者也。故经云：脾之大络名曰大包，出渊液下三寸布胸胁，实则身尽痛，虚则百节尽皆纵。

包络为心主循行之脉

心主者，心之所主也；心本手少阴而复有手厥阴者，心包络之经也心者。

五藏六府之大主也，诸邪之在心者，皆在心之包络。包络者，心主之脉也，其脉之出入屈折，行之疾徐皆如手少阴心主之脉行也。

心主为君火包络为相火

经云：君火以明，相火以位，手厥阴代君火行事，以用而言曰：手心主，以经而言曰：心包络实相火也。

包络与三焦相表里历络上中下诸经

心包络，包心之膜络也，包络为心主之外卫，三焦为藏府之外卫，故为表里而历络诸经，统上中下而言，上即膻中，中即中脘，下即脐下。

三焦脉道

少阳三焦之正脉指天散于胸中，而肾脉亦上连于肺，三焦之下腧属于膀胱，而膀胱为肾之合，故三焦亦属乎肾也，又水液之入于口出于小便，自上而下必历三焦。故经云：中渎之府，水道出焉，三焦又下通命门，膀胱受下行之水，而当其疏泄之道，得命火蒸化而出，故三焦亦称相火，是又水中之火府。经又云：三焦为孤府是六府之所合者，盖即藏府之外、躯体之内，包罗诸藏一腔之大府也。

汪讱庵曰：躯壳腔子内上中下空处为三焦，马氏分割右肾以为三焦。

上焦如雾　中焦如沤　下焦如渎

宗气积于胸中，司呼吸而布濩于经隧之间，如天之雾。故经曰：上焦如雾也，沤者，水上之泡，水得气而不沉者也，言营血化于中焦，随气流行以奉生身，如沤处浮沉之间。故经曰：中焦如沤也。渎者，水所注泄，言下焦主出而不纳，逝而不反。故经曰：下焦如渎也。然则肺司雾、脾司沤、小肠膀胱司川渎之化也。

上焦部分

胃上口即上脘也，咽为胃系水谷之道路也，膈上曰胸，中即膻中也，其旁行者走两腋，其上行者至于舌，其下行者交于中下二焦，皆上焦之部分也。

中焦部分

自膈膜之下至脐上一寸，水分穴之上，皆中焦之部分也。

下焦部分

水谷并居于胃中，传化于小肠，当脐上一寸水分穴处，糟粕由此别行大肠，从后而出。津液由此别渗膀胱，从前而出，膀胱无上口，故云渗入，凡自水分穴而下皆下焦之部分也，

膈膜在心肺下　遮浊气上熏

人有膈膜，居心肺之下，前齐鸠尾，后齐十一椎，周围相着，所以遮隔浊气不使上熏心肺。

脾胃为藏府之本　　自头至足无不及

脾胃相为表里，脾常依附于胃，以膜连着而为之行其津液。脾胃皆属乎土，所以生成万物，土为万物之本，脾胃为藏府之本。故经谓：上至头，下至足，无所不及，不独主一时，所以四时五藏皆不可一日无土气。

汪切庵曰：脾者土也，孤藏位于中央，以灌四傍，有功于四藏，善则四藏皆善，脾病则四藏亦病矣。

脾寄旺于四时

脾属土，而蓄养万物，位居中央，寄旺四时，为四藏之长，而不独主于一时。故经曰：独脾不主时。

胃有五窍即五门

经谓：胃之五窍，闾里门户者，非真言胃有五窍，正以上自胃脘下至小肠大肠皆属于胃，盖自咽门、贲门、幽门、阑门、魄门皆胃气之所行也。

贲门在隔胃气所出

贲者，膈也。胃气之所出，故胃为贲门，经络行于三焦，藏府列于五内，其脉络相贯之处，在上焦则联于咽喉，中焦则联于贲膈，下焦则联于二阴，舍此三处无所连属矣。

幽门在胃之下口

胃之下口，当下脘之分，难经谓之幽门者是也。

上气海　　下气海

清气上升注于肺，浊气下降走于胃，然而浊中有清，故胃之清气，上出于口以通呼吸，津液清中有浊，故肺之浊气下注于经，以为血脉营卫，其气之所积则在气海间，上气海在膻中，下气海在丹田。

胞中为男女藏精之所　冲任督皆起于此

胞中者，子宫也。此男女藏精之所，皆得称为子宫。惟女子于此受孕因名曰胞冲，任督脉皆起于此，一原而三岐。经言：冲脉、任脉皆起于胞中，上循背里为经络之海，凡男女之有须无须，皆由于冲任二脉之血有盛衰也。

子宫之胞　膀胱之胞异物

凡经言：女子胞，胞移热于膀胱者，冲脉任脉皆起于胞中也，胞音包，皆指子宫为言。若得酸则缩致癃者，为膀胱之胞，音抛。以溲脬为言。盖胞音有二而字则相同，特加膀胱二字以明，此非子宫，乃俗名尿脬。

汪讱庵曰：膀胱在少腹之内，胞在膀胱之内。

会阴穴在两阴间

会阴穴在大便前小便后两阴之间，任督冲三脉所起之处。

宗筋结聚于阴器

阴器者，合太阴、厥阴、阳明、少阴之筋以及冲任督之脉，皆聚于此，故曰宗筋。厥阴属肝，肝主筋，故络诸筋而一之，以成健运之用。

汪讱庵曰：宗筋者，阴毛横骨上下之竖筋，络胸腹经腹背上头项下髋臀，阳明主润宗筋，所以束骨而利机关者也。

经筋联骸络身

十二经脉之外，复有所谓经筋者，盖经脉营行表里，故出入藏府以次相传经，筋联缀百骸，维络周身，各有定位，虽经筋所行之部多与经脉相同，然其所结所盛之处则惟四肢溪谷之间为最。以筋会于节也，筋属木，其华在爪，故十二经筋皆起于四肢指爪之间，而后盛于辅骨，结于肘、腕，系于膝关，联于肌肉，上于颈项终于头面。

此人身经筋之大略也，筋有刚柔，刚者所以束骨，柔者所以相维，亦犹经之有络，纲之有纪，故手足项背直行附骨之筋皆坚大，而胸腹头面支别横络之筋皆柔细也，但手足十二经之筋又各有不同者，如手足三阳行于外其筋多刚，手足三阴行于内其筋多柔，皆肝之所主，此经脉、经筋之所以异也。

天养人以气　地养人以味

天养人以五气　地养人以五味

经谓：天以五气食人者，臊气入肝，焦气入心，香气入脾，腥气入肺，腐气入肾也。经谓：地以五味食人者，酸先入肝，苦先入心，甘先入脾，辛先入肺，咸先入肾也。

清阳化气出乎天，浊阴成味出乎地。故天食人以气，地食人以味，此即天地之运，阴阳之化，而人形之所以成也。

汪讱庵曰：人身之气通于天地，鼻受无形之天地风寒暑湿燥热也，故经云：天气通于肺。口受有形之地气臊焦香腥腐也。故经云：地气通于隘。

吴鹤皋曰：五气非独臊焦香腐腥也，风寒暑湿燥分主五藏受之，而不亢不害则皆养人矣。

陆犘溪曰：五气不独臊焦香腥腐也，凡四时寒暖燥湿之气，适乎体皆能养生。故居处清洁，莳莳花木，吸受空气并非无稽之谈。食五气者，神明而寿此之谓也。盖鼻受天之五气，口受地之五味，相并合以养生，平时留意于起居水谷，病时更致慎于药饵，斯可矣。

五味藏胃　五气藏心肺

气味之化，在天为气，在地为味。五味入口藏于胃者，味为阴也。五气入鼻藏于心肺者，气为阳也。鼻为肺之窍，故经言：心肺有病而鼻为之不利。

汪讱庵曰：五味入口，入于府。五气入鼻，入于藏，惟心肺居膈上，故先受之。

五气养心肺　华于面发于声

绎经意：盖谓五气入鼻由喉而藏于心肺，以达五藏，心气充则容貌光明，肺气充则声音彰著，盖心主血，故华于面。肺主气，故发于声。

天气　谷气

人身之气有二，浊气者，谷气也。故经曰：受谷者浊。清气者，天气也。故经曰：受气者清。二者总称真气。所受于天者与谷气并而充身也，天地之精气其大数常出三入一，故谷不入，半日则气衰，一日则气少矣，是又入者为天气，出者为谷气也。

顺天气以养生者寿

经旨谓：自古之有生者，皆通天元之气以为生，其生之本阴阳而已。人之九窍五藏皆气之所行，营卫之所通也。故又曰：苍天之气清净则志意治，顺之则阳气固，天气者，阳气也，因时之序四气调神，服天之气与天为一，故又曰：阳气者，若天与日失其所，则折寿而不彰。

饮食入胃后变化

水饮入胃后之散布

经言：水饮入胃后之大旨，其气化精微必先输运于脾，是谓中焦如沤也。

脾乃散气，上如云雾而归于肺，是谓上焦如雾也。肺气运行，水随而注，故肺能通调水道下输膀胱，是谓水出高原，下焦如渎也。水因气生，气为水母，凡肺气所及则水精布焉，然水名虽一，而清浊有分，清者为精，精如雨露；浊者为水，水如江河，故水归膀胱，而精归五藏，并行五藏之经络也。

汪讱庵曰：谷始入胃，精微者，先出上中二焦，以溉五藏，其大气积于胸中，命曰气海，即宗气也，别出两路，行中焦生营，行下焦生卫。

食气入胃之散布

经言：食气入胃后之大旨，胃散谷气之精华者于肝，则浸淫滋养于筋，胃归谷气之厚浊者于心，则精气浸淫于脉，脉气流经经气归肺，肺为百脉之朝会。输精于皮毛，行气于膻中，肺藏气，心生血，宗气积于肺，神明出于心，气盛则神旺，神旺则藏安，肺肝脾肾四藏，无不赖神明以为主宰，然后藏气咸得其平。

精气津液血脉　六气皆胃气所化

精气津液血脉六气者，无非一气之所化，而各部有所主，如肾主精，肺主气，脾主津液，肝主血，心主脉，六气资于五谷，五谷运化于胃，是为水谷之海，故胃气为藏府之本。

味归形　形归气　气归精　精归化

人受水谷，五味化精血以成形。故经云：味归形，形之存亡由气之聚散。故经云：形归气，精者坎水也，天一生水为五行之最先，故物之初生，其形皆水，由水精以化气。故经云：气归精，是水为万化之原。故经又云：精归化。

精化为气　气化为精

经言：精化为气者，谓元气，由精而化也，气能生精，精亦能生气，二者正精气互根之妙，天地云雨之义也。夫阳化气，即云之类。阴成形，即雨之类。雨乃不生于地而降于天之云，气归精也。云乃不出于天而升于地之气，精化为气也。人身精气全是如此，故气聚则精盈，精盈则气盛，精气充而形自强矣。

壮火散气　少火生气

天地之阳气曰火，天非此火不能生物，人非此火不能有生。故万物之生皆由阳气，但阳和之火则生物；亢烈之火反害物。故火太过则气反衰，火和平则气乃壮。经所谓壮火散气，少火生气是已。

气生形

经言：气生形者，气聚则形生，气散则形死也。

气胜形者寿

人之生死由乎气，气胜则神全，故经言：平人以气胜形者寿，设外貌虽充而中气不足者，必非寿器。

味有不节反伤形　气有失调反伤精

经言：味伤形，气伤精者，味既归形，而味有不节必反伤形，气既归精，而气有失调必反伤精也。

气

人身之大气，名曰宗气，亦名为真气，积于胸中，出于喉咙以贯心脉而行呼吸焉，由所受于天与谷气，并而充身者也。谷气自胃传肺，五藏六府皆以受气，故经谓：上焦开发宣布熏肤充身泽毛，若雾露之温润而溉养万物者为气。

血

经云：中焦受气，取汁变化而赤，是谓血者。以水谷之入必先归胃，故中焦受谷之气，取谷之味，输脾达藏，由黄白而渐变为赤矣。

汪讱庵曰：谷肉皆粗浊之物，其气上归于心，其精微者则浸淫入脉，心主脉即血也。

液

精由液而化，孔窍得液而充。故经云：液者所以灌精濡空窍者也。

津液

津液本为同类，亦有阴阳之分，盖津为液之清者，液即津之浊者，津为汗而走腠理，属阳；液注骨而补脑髓，属阴。三焦出气以温肌肉、充皮肤为津，其留而不行者为液。故经曰：谷入于胃，腠理发泄汗润者谓之津。其气满而化液，淖泽注于骨，凡骨属举动屈伸，则经脉流行而泄其泽，内而补益脑髓，外而润泽皮肤，皆谓之液。

清者为营　浊者为卫

经谓：清者为营，浊者为卫，以谷气出于胃，有清浊之分，清者水谷之精气也；浊者水谷之悍气也。清者属阴，其性精专，故化生血脉而周行于经隧之中，是为营气。浊者属阳，其性慓疾滑利，故不循经络而直达肌表充实于皮毛分肉之间，是为卫气。然营气卫气无非资籍于宗气，故宗气盛则营卫和，宗气衰则营卫弱矣。

阳津阴液辨

分之则津液有辨，宗气积于上焦，营气出于中焦，卫气出于下焦，达于表者阳之气也，故经称三焦出气，以温肌肉充皮肤而为其津，津属阳也。营于里者，阴之气也，故周流于血脉之间而不散行于外，注于藏府益于精髓而为之液，液属阴也。

津液化为精髓　填骨补脑

经云：五谷之精液和合为膏，内渗骨空补益脑髓，下流阴股者此津液化为精髓，脂膏，填补于骨空之中，则为脑，为髓，为精，为血。故上至巅顶得以充实，下流阴股得以交通也。

髓海　血海　气海　水谷之海　五味各归其海

水谷入口，五液之所由生也，经称：五味之入，各有所归，各注其海者。人身有四海，脑为髓海，冲脉为血海，膻中为气海，胃为水谷之海也。五藏四海各因经，以受水谷之气味，故津液髓化，而各走其道。

营血养藏府筋骨　卫气养皮毛肌肉

人身不过表里，表里不过阴阳，阴阳即营卫，营卫即血气，藏府筋骨居于内，必赖营气以资之，经脉以疏之。皮毛分肉居于外，经之所不通，营之所不及，故赖卫气以煦之，孙络以濡之，而后内而精髓，外而发肤，无勿得其养者，皆营卫之化也。

卫气属阳，乃出于下焦，下者必升，故其气自下而上，亦犹地气上为云也。营本属阴，乃自中焦而出于上焦，上者必降，故营气自上而下，亦犹天气降为雨也。虽卫主气而在外，然亦何尝无血，营主血而在内，然亦何尝无气，故营中未必无卫，卫中未必无营，但行于内者谓之营，行于外者谓之卫，此人身阴阳交感之道，分之则二，合之则一而已。

天癸乃天一之真　亦即肾气

天癸者，非精非血，乃天一之真，故男子亦称天癸。非若今之人，惟以月事为天癸也，所谓肾气者，亦即天癸也。

阴津化五液

五液者，阴精之总称。五藏化液，心为汗，肺为涕，肝为泪，脾为涎，肾为唾。其云：精气津液血脉分别有六，涕唾精津汗血液其名则七，无非液之属也。

精神　魂魄

精对神而言则神为阳，而精为阴，魄对魂而言则魂为阳，而魄为阴。故经谓：魂则随神而往来，魄则并精而出入。

藏府皆有精　皆藏于肾

肾为水藏，精即水也，五藏六府之精皆藏于肾，非肾藏独有精也。故经谓五藏盛则肾乃能泻。

肾主受藏　五脏六腑之精

肾主水，受五脏六腑之精而藏之。故经曰：肾者主蛰，封藏之本精之处也。

死生在气　而气本于精

经云：五藏主藏精着也，不可伤，伤则失守而阴虚；阴虚则无气，无气则死者言：五藏各有其精，精皆阴也，阴虚则无精以化气矣；气聚则生，气散则死，然则死生在气，而气本于精。

神生于精　精生于津液

寻经旨，盖谓五味入口，由咽而藏于肠胃，胃藏五味以养五藏之气，而化生津液以成精，精气充而神自生，人生之止于是耳。

神旺　神散

神藏于心，而凡情志之属，惟心所统，是为吾身之全神也。夫精全则气全，气全则神全，未有形气衰而神能旺者，亦未有神既散而形独存者。故经曰：失神者死，得神者生。

阴阳同归一化

阴阳二而一

太极动而生阳，静而生阴，天生于动，地生于静。故经云：阴阳者，天地之道也。

汪讱庵曰：人之有阳犹天有日。故经云：阳气者，若天与日，失其所则折寿而不彰。

阳藏水中为真阳　阴藏气中为真阴

真气为阳，真水为阴，阳藏水中，阴藏气中，气主于升，气中有真水。水主于降，水中有真气，真水乃真阴也，真气乃真阳也，可见真阴者，即真阳之本也。后世有以苦寒为补阴者，伐阴者也。

水中生气为真火　火中生液为真水

水润下而寒，故经云：水为阴火。炎上而热。故经云：火为阳水。火者，即阴阳之征兆，阴阳者，即水火之性情。凡天地万物之气，无往而非水火之运用，天以日月为水火，易以坎离为水火，人以心肾为水火，肾者，水也。水中生气即真火也；心者，火也。火中生液即真水也。水火互藏乃至道之所在。

阴阳上下相固

精气之原本于水谷，水谷之化，出于脾胃。故凡病为寒厥，为下气。上争为精气溢下，皆因于中气。然水谷在胃，命门在肾。以精气言，则肾精之化，因于胃。以火土言，则上中阳气，根于命门。阴阳维系互有所关。故经云：厥起于下。又云：气因于中，正以明上下相固之义。

阳生阴长　阳杀阴藏

阳之和者，为发生。阴之和者，为成实。故经云：阳生阴长。阳之亢者为焦枯，阴之凝者为固闭。故经又云：阳杀阴藏。

阴能杀阳　阳能杀阴

生杀之道，阴阳而已。阳来则物生，阳去则物死。然阳亦能杀阴，亦能长。故生于阳者，阴能杀之；生于阴者，阳能杀之。万物死生皆由乎此。经云：阴阳者，生杀之本，始此之谓也。

经脉营卫之循行

谷气分别　清浊两道　入营入卫

经意谓：谷气之精微者，先出于胃，即中焦也。而后至上下两焦，以灌溉五藏，别分两道，清者入营，营行脉中；浊者入卫，卫行脉外。故营主血而濡于内，卫主气而布于外。

营气

经脉者，即营气之道，营者，运也。故经曰：经脉所以行血气、濡筋骨、利关节者也。

卫气

肉有分理，故名分肉。卫行脉外主表，而司皮毛之关阖，故经曰：卫气者，所以温分肉，充皮肤，肥腠理，司关阖者也。

汪讱庵曰：胃中慓悍之卫气，上冲头，循咽，走空窍循眼系，入络脑循牙车，此胃府之气，循三阳而别走阳明之经。

营属阴行脉中　卫属阳行脉外

经谓：营在脉中，卫在脉外者。营运于中，曰：营。

护卫于外，曰：卫。脉者，非气非血，其由气血之橐籥也。营属阴，而主里。卫属阳，而主表。故营在脉中，卫在脉外，其浮气之不循经者为卫气，其精气之行于经者为营气。

营出中焦

经言：营出于中焦者，由谷入于胃，中焦受气，取汁化其精微，而上注于肺，乃自手太阴始，周行于经隧之中也。

卫出下焦

经言：卫出于下焦者，其气于平旦，阴尽阳气出，于目循头项下行，始于足太阳膀胱经而行于阳分，日西阳尽，则始于足少阴肾经，而行于阴分，以其气自膀胱与肾由下而出，故耳卫气慓悍而疾，先行于四末分肉皮肤之间不入于脉。

胃气归脾

胃气必归于脾，脾气必归于肺，而后行于藏府营卫，所以气口虽为手太阴属实，即足太阴脾之所归。故经曰：五味入口藏于胃，以养五藏气，气口亦太阴也。

营气之行　一昼夜而周身

经称：营气之行周流不休，凡一昼一夜五十周于身，而复为大会。其十二经脉之次则一阴一阳一表一里迭行相贯，终而复始。故曰如环无端也。

卫气夜行阴分　昼行阳分　亦一昼夜而周身

经称：卫气之行，夜则行阴分二十五度，昼则行阳分二十五度，凡一昼一夜亦五十周于身，气至阳而起，至阴而止，昼兴夜息之义。

营气会太阴　卫气会太阳　皆周而复始

营气始于手太阴，而复会于太阴，故经云：太阴主内。卫气始于足太阳，而复会于太阳，故经云：太阳主外。营气周流十二经，昼夜各二十五度。卫气昼则行阳，夜则行阴，亦各二十五度。营卫各为五十度以分昼夜也。

营卫阴阳大会之时

营卫之行表里异度，故常不相值，惟于夜半子时，阴气已极阳气将生，营气在阴，卫气亦在阴，其时营卫皆归于藏，而会于天一之中也。平旦阴尽而阳受气，人皆张目而起，此阴阳消息之道，常如是无已，故经云：夜半而大会，万民皆卧，命曰：合阴言，营卫阴阳大会也。

卧则血归于肝

人寤则动，动则血随气行阳分，而运于诸经。人卧则静，静则血随气行阴分，而归于肝，以肝为藏血之藏也。故人凡寐者，其面色多白，以血藏故耳。

十二经　营气相传　自肺至肝终而复始

十二经者即营气也，营行脉中，而序必始于肺经者，以脉气流经经气归于肺，肺朝百脉以行阴阳，而五藏六府皆以受气，故十二经以肺经为首，循序相传，尽于足厥阴肝经，而又传于肺，终而复始是为一周。

经脉运行精气

人之经脉运行于身者，经谓：一日一夜凡五十周，以营运五脏之精气，周身上下左右前后凡二十八脉。

汪讱庵曰：脉行之顺逆有自上而下者，有自下而上者，手之三阴从藏走手为顺，手之三阳从手走头为顺，足之三阳从头走足为顺，足之三阴从足走腹为顺，若如此转行者则为逆行也。

胃气为死生之本
人之生由乎胃气　名曰宗气

经意谓：人之生由乎气，气者，鼻受天气，口受水谷，合并而化者也。谷食入胃化而为气，是为谷气，亦曰胃气，此气出自中焦，传化于脾，上归于肺，积于胸中气海之间，乃为宗气。宗气之行，以息往来通达三焦，而五藏六府皆以受气，是以胃为水谷血气之海，而人所受气者，亦惟谷而已，故谷不入，半日则气衰，一日则气少矣。

大气即宗气　积胸中　生呼吸

大气者，宗气也。盖人有三气，营气出于中焦，卫气出于下焦，宗气积于上焦，故膻中曰气海。经云：大气之搏而不行者，积于胸中，出于肺循喉咽，故呼则出吸则入。

左乳下宗气动

土为万物之母，故四时之脉皆以胃气为主。经言：胃气所出之大络，名曰虚里，其脉从胃贯膈上络，于肺而出左乳之下，其动应于衣，是为十二经脉之宗，故曰：脉宗气。盖宗气积于膻中，化于水谷，而出于胃也。又乳下微动应衣者，可验虚里之胃气，若应衣大动与衣俱振是宗气不固而大泄于外，中虚之候也。故经谓：虚里动甚而大喘，数绝者，由中气不守矣。

宗气动为虚损病根

虚里跳动最为虚损病本，故凡患阴虚劳怯，则心下多有跳动，及为惊悸慌张者是即此证。人止知其心跳，而不知为虚里之动也，但动之微者病尚微，动之甚者病则甚，亦可因此以察病之轻重。凡患此者，当以纯甘壮水之剂填补真阴。

夫谷入于胃以传于肺，五藏六府皆以受气，是由胃气而上为宗气也，气为水母，气聚则水生，是由肺气而下生肾水也；今胃气传之肺，而肾虚不能纳，故宗气泄于上，则肾水竭于下，肾愈虚则气愈无所归，气不归则阴愈虚矣！气水同类当求相济，故凡欲纳气归原者，惟有补阴以配阳一法。

肺气　胃气　丹田气　人身之宝

人身之元气，失其和即为逆气，得其和则为正气，亦曰真气。真气所在有三，上有气海，曰：膻中也，其治在肺；中有水谷，气血之海，曰：中气也，其治在脾胃；下有气海，曰：丹田也，其海在肾。人之所赖惟此气耳！气聚则生，气散则死。故经云：气内为宝，此诚最重之辞，医家最切之旨也。

阳气、阴气、卫气、营气、充气、胃气、宗气、中气、元气皆即真气

真气即元气也，气在天者受于鼻，而喉主之，在水谷者入于口，而咽主之。然钟于未生之初者，曰：先天之气；成于已生之后者，曰：后天之气。气，在阳分即阳气；在阴即阴气；在表曰：卫气；在里曰：营气；在脾曰：充气；在胃曰：胃气；在上焦曰：宗气；在中焦曰：中气；在下焦曰：元阴元阳之气；皆无非其别名耳。

卫生道理

卫生者 饮食衣服寒热适当 病无由生

卫生者，寒热适其中，和则元气得以对付支持病，邪自无由而致。故经云：饮食、衣服适其寒温。寒无凄怆，暑无出汗，食饮者热无灼灼，寒无沧沧，寒温中适，故气将持，乃不致邪僻也。

长寿之道

经旨言：人能长久多寿者，惟营卫之行不失其常，则经脉和矣！呼吸微徐，气以度行，则三焦治矣。六府化谷，津液布扬，则藏府和平精神充畅矣！

不以人欲害自然之寿

人之气数固有定期，而长短不齐者，有出于禀受，有因于人为。故惟智者不以人欲害其天真，以自然之道，养自然之寿，而善终其天年。

致病缘由

百病皆生于气

气之在人，和则为正；不和则为害。故经云：百病皆生于气也；怒则气上；喜则气缓；悲则气消；恐则气下；寒则气收；炅则气泄；惊则气乱；劳则气耗；思则气结。

抑郁伤藏　血气离守

经云：离绝、菀结、忧恐、喜怒、五藏空虚、血气离守者，离为失其亲爱；绝为断其所怀；菀谓思虑抑郁；结谓深情难解；忧则气沉；恐则气怯；喜则气缓；恚则气逆。凡此皆伤其内也。

王启玄曰：离绝、菀结、忧恐、喜怒者，离其亲爱，断其所怀思虑郁积，怫郁不解也，忧则志苦，恐则气下，喜则气散，怒则气逆。故曰五藏空虚，血气离守。

又曰：血为忧煎，内夺于营气，随悲减，外耗于卫。

暴怒伤阴　暴喜伤阳

怒伤肝，肝藏血而伤阴；喜伤心，心藏神而伤阳。

故经云：暴怒伤阴，暴喜伤阳。

苦乐失常　皆伤精气

经意谓：乐则喜，喜则气缓；苦则悲，悲则气消。故苦乐失当，皆伤精气，甚至竭绝，则形体毁坏也。

喜怒过度　令人气厥

凡喜怒过度而伤其精气者，皆能令人气厥逆。故经云：厥气上行。

饮食起居不慎致病

水谷不节害及六府，起居不慎伤在六阳。故经云：饮食居处每为致病之本。

汪讱庵曰：五藏多以躁动致伤，六府每以饮食见损。

酒伤阳又伤阴　极关寿命

酒为水谷之液，血为水谷之精，酒入中焦，必求同类，故先归血分。凡饮酒者，身面皆赤即其征也。然血属阴而性和，酒属阳而气悍，血欲静而酒动之，血欲藏而酒乱之，血无气不行，故血乱气亦乱，气散血亦散，扰乱一番而血气能无耗损者，未之有也。

又若人之禀赋藏有阴阳，而酒之气质亦有阴阳，盖酒成于酿其性则热，汁化于水其质则寒，故阳藏者得之则愈热，阴藏者得之则愈寒。所以纵酒不节者，无论阴阳均能为害。凡热盛而过饮者，阳日胜则阴日消，每成风痹肿胀；寒盛而过饮者，热性去而寒质留，多至伤肾败脾。当其少壮则旋耗施生，固无所觉，及乎中衰而力有不胜，则宿孽为殃，莫能御矣！然则酒之为害也，所关于寿夭非细，其可不知节乎！

咸走血脉　过咸血凝津竭

血为水化，咸亦属水，咸与血相得，故走注血脉，若味过于咸，则血凝而结，水液注之，则津竭而渴。

病后食复遗邪

病虽衰而余热未除，尚有所藏，因而强食，则病气与食气相并，两热合邪以致留连不解，故名曰：遗食。滞于中者，病之实；脾弱不能运者，病之虚。经云：热少愈食肉则复，多食则遗，此其禁也。

精夺于肾　虚不能复

质壮者有所恃，当秋冬阴胜之时，必多情欲之用，以夺肾中之精气，去者太过，生者不及，精虚于下则取资于上。故经谓：下气上争不能复也。

病由不顺时气

冬宜闭藏，夏宜疏泄。故经称：冬不藏精则病温，夏不汗泄则病疟，盖阴阳启闭，时气宜，然此举冬夏言，则春秋在其中矣。凡四时之气，顺之则安，逆之则病。

春夏养阳　秋冬养阴　不能养则病

经言：春夏养阳，秋冬养阴。以从其根者，以阴根于阳，阳根于阴，阴以阳生，阳以阴长。所以圣人春夏则养阳，以为秋冬之地；秋冬则养阴，以为春夏之地，皆归重其根本也。今人春夏不能养阳，每因风凉生冷，伤此阳气，以致秋冬多患疟泻，此阴胜之为病；秋冬不能养阴，每因纵欲过热，伤此阴气，以致春夏多患火症，此阳胜之为病，养生者慎之。

病症

呵欠喷嚏

阳未静而阴引之故，为呵欠；阳欲达而阴发之故，为喷嚏。阴盛于下，气化于水。所以经谓：皆属乎肾，故凡阳盛者不欠，下虚者无嚏。

太息

经云：太息者，心系急，气道约，约犹束缚，忧愁思虑则气抑不伸，而满闷于中，此叹息之所以不容已也。

喘息不卧

经论：喘息不得卧者，有肺胃肾三藏之异。在肺络者，起居如故而息有音也，病之微者也；在胃者，不得卧而息有音也，甚于肺者也；在肾者，不得卧，卧则喘也，又其甚者也。夫息有音者，即喘之渐，喘出于肾，则病在根本矣。

故愈深者必愈甚，凡虚劳之喘义，亦犹此，有不可不察也。

心系急　肺叶举　为咳为泣

心为藏府之主，故五藏之系皆入于心，心之总系，复上贯于肺，通于喉而息由以出。故经云：心悲则系急，而肺叶举，液即随之而上溢，然心系与肺本不常举，故有乍上乍下，当其气举而上，则为咳、为泣也。

咳分内伤　外感

咳证必由于肺，而五藏六府皆令人咳，则不独在肺矣。盖咳有内伤外感之分，自肺而传及五藏者有之，自五藏而传于肺者亦有之。如风寒暑湿伤于外，则必先中于皮毛，皮毛为肺之合，而受邪不解，此则自肺而后传于诸藏也。劳欲情志伤于内，则藏气受伤，先由阴分而病及上焦，此则自诸藏而后传于肺也。

但自表而入者其病在阳，故必自表而出之，治法宜辛、宜温，求其属而散去外邪，则肺气清而咳自愈矣。自内而生者伤其阴也，阴虚于下则阳浮于上，水涸金枯，则肺苦于燥，肺燥则痒，痒则咳不能已，治此者，宜甘以养阴、润以养肺，使水壮气复而肺则宁也。

大法治表邪者药不宜静，静则留连不解，久必变生他病，故最忌寒凉收敛之剂，治里症者，药不宜动，动则虚火不宁真阴不复，燥痒愈增，病必日甚，故最忌辛香助阳等剂，然治表者，虽宜从散，若形气、病气俱虚者，又当补其中气，而佐以温解之药，若专于解散，恐肺气益弱，腠理益疏，外邪乘虚而入，病益甚也。治里者虽宜静以养阴，若命门阳虚不能纳气，则参姜桂附之类亦所必用，否则气不化水，终无济于阴也。至若因于火者，宜清。因于湿者，宜利。因痰者，降其痰。因气者，理其气。虽方书条目极多，病本惟风寒劳损而已！

风寒者，责在阳实。劳损者，责在阴虚。此咳证之纲领，其他治标之法，亦不过随其所见之证，而兼以调之则可，原非求本之法也，至于老人之久嗽者，元气既虚，本难全愈，多宜温养脾肺或兼治标，但保其不致羸困则善矣。若求奇效而必欲攻之，则非计之得也。

汪讱庵曰：肺主气又属金，主声故咳必由于肺也，凡伤风寒而咳嗽者为轻，以肺主皮毛而在表也，若久病火热伤肺而为咳痰、咳血、声哑、声嘶者，此病久传变之咳又重症也。

又曰：心、小肠、肝、胆、三焦之火，脾、肾、膀胱之湿，胃、大肠之燥，传入于肺，皆能作咳，不独风寒也。

伤寒言足六经　而手六经包括在内

伤寒为表邪，止言足经不言手者，欲求外症，但当察于周身，而周身上下脉络，惟足六经则尽之矣；手经无能偏也，且手经所至，足经无不至者。故但言足经，则其左右前后阴阳诸证，无不可按而得，而手经亦在其中，不必言矣。

伤塞分伏气　新感

寒盛于冬，受而即病者，是为伤寒。其不即病者，来年化气而出，至春则名为温病，至夏则名为暑病，此伏气也。若四时不正之气，随感随发者，亦名伤寒。寒邪束于肌表，则汗孔玄府闭，阳气不得散越，乃郁而为热。故凡系外感发热，经谓：皆伤寒之类。

汪讱庵曰：伤寒有循经传者，有越经传者，有表里传者，有传二三经而止者，有始终止在一经者，故有八九日而仍在表，有二三日即已传里，又有不由表而直中里者，可汗、可泄，当审症察脉，不可执泥。

王启玄谓：虽日过多，但有表症而脉大浮数，犹宜发汗；日数虽少，即有里症而脉沉细数，亦宜下之。

冬伤寒　春病温

经言：冬伤于寒，春必病温者，以类相求，其气入肾，其寒侵骨，其即病者，为直中阴经之伤寒；不即病者，至春夏则阳气发越，营气渐虚，所藏寒毒为外邪引动，化热而出，名为温病。所藏者，少阴所合者，太阳与少阴为表里也，所发者，少阳所病者，寒热由内出外而未及于表也。然温病多起于冬不藏精及辛苦饥饿之人。盖冬不藏精则邪能深入，而辛苦之人其身常暖，其衣常薄，暖时窍开，薄时忍寒，兼以饥饿劳倦致伤中气，则寒邪易入，待春而发，冬不藏精者死多生少，冬伤于寒者死少生多，在根本之发与不发耳。

陆鲟溪曰：伏邪化热而出，身内之津液先伤，起病即口渴，与新感之春温不同。

118

阳盛发燥　阴盛逼阳外越发躁

躁者，烦躁不宁失其常度也，热盛于外则支体躁扰，热盛于内则神志躁烦，盖火入于肺则烦，火入于肾则躁。烦为热之轻，躁为热之甚耳。如少阴之胜，心下热呕逆、躁烦；少阳之复，心热、烦躁、便数、憎风之类。是皆火盛之躁也。

有所谓阴躁者，如岁水太过，寒气流行，邪害心火，民病心热、烦心、躁悸、阴厥、谵妄之类，阴之胜也，是为阴盛发躁。名曰：阴躁。凡内热有躁者，有邪之热也，病多属火，外热而躁者，无根之火也，病多属寒。此所以热躁宜寒，阴躁宜热也。

外邪中风　内伤类中风辨

八风自外而入，必先有发热恶寒头疼身痛等症，此因于外者，显然有可察也。五风由内而病，则绝无外证，而忽病如风，其由内伤可知也。如诸暴强直皆属于风，诸风掉眩皆属于肝之类。经言：有所中者，谓之中外感也，无所中者，谓之属内伤也。外感者，邪袭肌表故多阳实；内伤者，由于酒色劳倦七情口腹致伤藏气，故由阴虚。凡藏气受伤脾败者，病在支体，或多痰饮；肾病者，或在骨髓，或在二阴；心病者，或在血脉，或在神志；肺病者，或在营卫，或在声音；肝病者，或在筋爪，或在胁助。此五藏之类风，未有不由阴虚而然者。

惟东垣独得其义曰：有类中风者，卒然昏愦，不省人事，此非外来风邪，乃本气自病也。人年逾四旬气衰者，多有此疾。盖人年四十而阴气自半，故多犯之。岂非阴虚之病乎？夫人生于阳而根于阴，根本衰则人必病，根本败则人必危矣！所谓根本者即真阴也，人知阴虚惟一，而不知阴虚有二，如阴中之水虚则病在精血，阴中之火虚则病在神气。盖阳衰则气去，故神志为之昏乱，非火虚乎？阴亏则形坏，故肢体为之废弛，非水虚乎？今以神离形坏之症，乃不求水火之源而犹以风治，鲜不危矣！故凡治类风者，专宜培补真阴以救根本，使阴气复则风燥自除矣。

然外感者，非曰绝无虚证，气虚则虚也；内伤者，非曰必无实症，有滞则实也。治虚者，当察其在阴、在阳而直补之。治实者，但察其因痰、因气而暂开之。此于内伤外感及虚实攻补之间，最当察其有无微甚而酌其治也，甚至有元气素亏猝然仆倒、上无痰、下失禁、瞑目昏沉，此厥竭之症尤与风邪无涉，使非大剂参熟或七年之艾破格挽回，又安望其复真气于将绝之顷哉，倘不能察其表里，又不能辨其虚实，但以风之为名，多用风药，不知风药皆燥，燥复伤阴，风药皆散，散复伤气，以内伤作外感，以不足为有余，是促人之死也。

汪讱庵曰：中风大法有四，一曰偏枯半身不遂也，二曰风痱身无痛痒四支不收也，三曰风懿奄忽不知人也，四曰风痹诸痹类风状也。由此观之，则风懿类厥症，风痹类痹症，大抵风、痹、痿、厥四症多有相类之处，又按《灵枢·寿夭刚柔篇》病在阳者，曰风。病在阴者，曰痹。阴阳俱病，曰风痹。病有形而不痛者阳之类也，无形而痛者阴之类也。

肝虚　肝实皆能动风

风主动，摇木之化也，故属于肝。肝虚肝实皆能致此，如发生之纪，其动、掉、眩、巅疾，厥阴之复，筋骨掉眩之类者，肝之实也。又如阳明司天，掉振、鼓慄、筋痿不能久立者，燥金之盛，肝受邪也。太阴之复，头顶痛重而掉瘛尤盛者，木不制土，湿气反胜，皆肝之虚也。下虚则厥，上虚则眩。实者，宜凉宜泻；虚则，宜补宜温。反而为之，祸不旋踵矣。故经云：诸风掉眩皆属于肝。

大厥　尸厥状似中风

厥者，逆也。气逆则乱，故忽为眩仆、脱绝，甚至猝倒忽不知人。轻则渐苏，重则即死。最为急候，起于足者，厥发之始，后世以手足寒热为厥，又有以脚气为厥者。谬之甚也！虽仲景有寒厥、热厥之分，亦以手足为言，盖以辨伤寒之寒热耳，非谓厥也。

暴厥者，不知与人言，血之与气并走于上，则为大厥。厥则暴死，气复反则生，不反则死，手足少阴、太阴、足阳明五络俱竭，令人身脉皆重，而形无知也。其状若尸，曰尸厥。若此者，岂止于手足寒热及脚气之谓耶，今人多不知厥症，而皆指为中风。夫中风者，病多经络之受伤；厥逆者，直因精气之内夺，表里虚实病情当辨，名义不正，以风治厥，医中之害，莫此为甚。

寒厥　热厥辨

经言：阳气衰于下则为寒厥，阴气衰于下则为热厥。盖凡物之生，气必自下而升，故阴阳之气衰于下则寒厥，热厥由此而生。寒厥必起于五指，而上寒至膝，其寒由内而生，故凡病阳虚者，平素必手足多寒，厥之将发，手足先寒。若热厥必从足下始，凡人病阴虚者，平素所以足心多热也。

寒厥热厥　病根皆因于酒色

寒热二厥，一由恃壮，以秋冬夺于所用故，阳气衰而为寒厥；一由数醉，若饱入房，故精气竭而为热厥。二者皆因于酒色，致伤真元，乃是病根。

寒邪成温　成暑

寒邪中人而成温病、暑病者，其在时，则以夏至前后言；在病，则以热之微甚言，故凡温病暑病皆伤寒也。

阳暑　阴暑

经云：因于暑汗烦则喘喝，静则多言。盖暑有阴阳二证，阳证因于中热；阴证因于受寒。但感在夏至之后者，皆谓之暑耳。暑伤于阳者，汗出烦躁为喘、为大声呼喝。若其静者，亦不免于多言。盖邪伤于阴，精神内乱。故言语不休也。

阳证由动而得之，因触热太过，气不得伸，面垢闷倒多。行人或农夫于日中劳役者，名曰中热，亦曰中暍。其病必苦头痛、发躁热、恶热、扪之肌肤大热、必大渴、引饮汗大泄，无气以动，乃为天热外伤肺气也。

阴证由静而得之，因避暑热于深堂大厦，热郁于里，为房室之阴寒所遏，使周身阳气不得伸越。其病必头痛、恶寒、身形拘急、肢节疼痛而烦心、肌肤火热无汗，治阳证宜凉，必热清而愈；治阴证宜温散，必汗出而解。

汪讱庵曰：暑症无甚热不宜汗，若热如燔炭，必汗以散之。

湿伤人　分内外上下

湿土用事，虽属长夏之气，然土旺，四季则感发无时，但湿之中人，有内外上下之辨。湿伤外者，雨雾阴湿之属也；湿伤内者，酒浆乳酪之属也；湿在上，则首如裹，谓若以物蒙裹。然者，凡人行瘴雾之中多犯之，嗜酒酒气上冲亦有，若居处卑洼，湿从下受，每见肢体大筋血伤而软短；小筋柔弱而弛长。

三消

所谓三消症，凡多饮而渴不止者，为上消；消谷善饥者，为中消；溲便频而膏浊不禁者，为下消。治当补肾水之虚，泻心火之实。除肠胃燥热之甚，济身中津液之衰，使道路通而不滞，津液生而不枯，气血和而不涩，则病自已。

盖五藏，心为君火正化，肾为君火对化，三焦为相火正化，胆为相火对化，得其平则烹炼饮食糟粕去焉；不得其平则燔灼藏府津液竭焉。夫一身之心火甚于上为膈膜之消；甚于中为肠胃之消；甚于下为膏液之消；甚于外为肌肉之消；上甚不已则消及于肺；中甚不已则消及于脾；下甚不已则消及于肝肾；外甚不已则消及于筋骨；四藏皆消尽，则心始自焚而死矣！故有消瘅、消中、消渴、风消、膈消、肺消之说。消之症不同，归之火则一也。

人身之有肾，犹木之有根。故肾藏受病必先形容憔悴，虽加以滋养不能润泽。故患消渴者，皆是肾经为病，由壮盛之时不自保养，快情恣欲、饮酒无度、食脯炙、饵丹石等药，遂使肾水枯竭，心火燔盛，三焦猛烈，五藏渴燥，由是渴病生焉，此又皆本于肾也。

情志病皆从心发

所谓七情者，即五志也。五志之外尚余者三，总之，曰：喜、怒、思、忧、恐、惊、悲、畏，其目有八，不止七也。然情虽有八无非出于五藏，如心在志为喜；肝在志为怒；脾在志为思；肺在志为忧；肾在志为恐，此五藏五志之分属也。而统阅内经所论，则又多五志相并为病，由此言之，是情志之伤。虽五藏各有所属，然求其所由，则无不从心而发。

故曰：心怵惕思虑则伤神，神伤则恐惧、自失、忧愁；恐惧则伤心、悲哀，忧愁则心动，心动则五藏六府皆摇，可见心为五藏六府之大主，而总统魂魄兼该主意，故忧动于心，则肺应思动于心，则脾应怒动于心，则肝应恐动于心，则肾应此。所以五志惟心所使也，设能善养此心，而居处安静，无为惧惧，无为欣欣，婉然从物而不争，与时变化而无我，则志意和精神，定悔怒不起，魂魄不散，五藏俱安矣！

狂有虚实

邪入于阳则狂，重阳者狂如赫曦之纪，血流狂妄之类，阳狂也然。复有虚狂者，如悲哀动中则伤魂，魂伤则狂妄不精，喜乐无极则伤魄，魄伤则狂，狂者意不存人，是狂亦有虚实补泻，不可误用也。

热胀　实胀　寒胀　虚胀

热气内盛者，在肺则胀于上；在脾胃则胀于中；在肝肾则胀于下。如岁火太过，民病胁支满，少阴司天。肺䐜腹大，满膨膨而喘咳，少阳司天。身面胕肿，腹满仰息之类，皆实热也。然岁水太过，民病腹大胫肿；岁火不及，民病胁支满，胸复大，流衍之纪，其病胀水，郁之发善。厥逆，痞坚腹胀，太阳之胜，腹满食减，阳明之腹为腹胀而泄。

又如适寒凉者，胀藏寒生满病，胃中寒则腹满，是皆言热不足，寒有余也。腹满不减，减不足言须当下之，宜与大承气汤，言实胀也。腹胀时减复如故，此为寒，当与温药，言虚胀也，治此者不可以不察。

马元台曰：营气阴性，精专随宗脉行，不能为胀。惟卫气逆行，并脉循分肉能为脉胀、肤胀。

疝

经云：任脉为病，男子内结七疝，女子带下瘕聚。盖任脉者起于中极之下，以上毛际循腹里上关元，总诸阴之会。故诸疝之在小腹者，无不由任脉为之原，而诸经为之派耳。云：七疝者，乃总诸疝为言，不过六七耳。后世俗工所立谬名，又独以厥阴经为言者，皆未当也。大都此症寒则多痛；热则多纵；湿则多肿坠；虚者亦然。若重在血分者不移；在气分者多动；分察六者于诸经，各因其多少虚实而兼治之，自无不效也。

热泄　寒泄

经言：肠中寒则肠鸣、飧泄，又言肠中热则胀而且泄，可见泄有热泄、寒泄之不同，热泄谓之肠垢，寒泄谓之鹜溏。

小便浑浊　有热症　有内伤症

小便浑浊者，天气热则水浑浊，寒则清洁。水体清而火体浊故也。又如清水为汤则自然浊也，此经所谓：水液浑浊属热，宜从寒治是也。然其中亦各有虚实之不同者，如思虑、伤心、劳倦、伤脾、色欲、伤肾、三阴亏损者，多有是病。又中气不足溲便为之变，则阴阳盛衰，又未可尽为实热。

溲便变常

水由气化，故经谓：中气不足则溲便变常，而或为黄赤，或为短涩，多有情欲、劳倦过伤精气，而然昧者，概认为火鲜不误矣。

癃闭分虚实

经谓：膀胱不利为癃，膀胱为津液之府，其利与不利皆由气化。有邪实，膀胱气不通利而为癃者。有肾气虚，津液不化而为癃者。此癃闭之有虚实也。

溲胞患癃溺血

胞，子宫也。在男则为精室，在女则为血室，膀胱津液之府也，俗名谓之溲胞。经云：胞移热于膀胱则癃溺血。

溺血由于悲哀太甚

胞络，子宫之络脉也。胞脉属心而络于胞中。故经云：悲哀太甚，则心系急而胞络绝，上下不交，亢阳内动，逼血下崩令人数，为溺血也。

胞宫男女皆有　寒客生石瘕

胞即子宫也，男女皆有之，在男谓之精室，在女谓之血海，子门即子宫之门也。经云：寒气客于子门，石瘕生于胞中。

阴器病

厥阴之筋结，阴器病有三者之异，经云：阴器不用，伤于内则不起，伤于寒则阴缩入，伤于热则纵挺不收。

汪切庵曰：按阴症忌用寒药，然舌卷囊缩有寒极，而缩者宜用四逆、吴茱、火灸、葱熨等法。又有阳明之热陷入厥阴，阳明主润宗筋，宗筋为热所攻，弗荣而急，亦致舌卷囊缩，此为热极，宜大承气以泻阳救阴，不可不知。

妄梦

心主阳其藏神，肾主阴其藏精。是以经云：少阴厥逆，则心肾不交而精神散越，故为妄梦。若其至极乃令人迷乱昏昧也。

梦造于心

梦造于心，心为君主之官，神之舍也。神动于心，则五藏之神皆应之，故心之所至即神也，神之所至即心也，第心帅乎。神而梦者，因情有所著，心之障也，神帅乎心，而梦者能先兆于无形，神之灵也。夫人心之灵无所不至，故梦象之奇亦无所不见，诚有不可以言语形容者，惟圣人能御物以心，摄心以性，则心同造化，故至人无梦也。

育儿

十二月按月养胎

凡四时之令必始春木，故十二经之养始于肝胆，所以养胎在一月二月。手心主包络也，手少阳三焦也，属火而旺夏。所以养胎在三月四月。足太阴脾也，足阳明胃也，属土而旺长夏，所以养胎在五月六月。手太阴肺也，手阳明大肠也，属金而旺秋，所以养胎在七月八月。足少阴肾也，属水而旺冬，所以养胎在九月至十月。儿于母腹之中受足诸藏之气，然后待时而生也，然十二经中惟手少阴心脉、手太阳小肠脉及足太阳膀胱脉，皆不言养胎者，盖九月之养在肾则膀胱亦在其中矣，惟心与小肠为表里，心为五藏六府之主，虽其尊而无为，然藏气所及则神无不至，小肠切近胞胎，丙火所化则气无不至，所以皆不主月而实无月不在也。

男胎女胎不同辨

胎有男女则成有迟速，体有阴阳则怀分向背。故男动在三月，阳性早也。

女动在五月，阴性迟也。女胎背母而怀，故母之腹软，男胎面母而怀，故母之腹硬，此又男胎女胎之有不同者也。

子女贵贱寿夭

男女真阴皆称天癸，天癸既充精乃溢泻阴阳和合，故能生子。子者统男女而言，凡寡欲而得之，男女贵而寿，多欲而得之，男女贱而夭。

小儿寿夭原由

既生之后，儿之寿夭其因有二，盖一则由于禀赋，一则由于抚养。夫禀赋为胎元之本，精气之受于父母者是也。抚养为寿夭之本，居处、寒温、饮食得失者是也。凡少年之子多有羸弱，欲勤而精薄也，老年之子反多强壮者，欲少而精全也。

多饮者子多不育，盖以酒乱精，则精半非真而湿热胜也；多欲者子多不育，以孕后不节则盗泄母阴，夺养胎之气也，此外如饥饱、劳逸、五情、六气，无不各有所关，是皆所谓禀赋也。

子女优劣

人之生也，合父母之精而有其身，父得乾之阳，母得坤之阴。譬之稼穑者，必得其地乃施以种种。劣地优不肖，似父种优；地劣无赖，似母地种皆得者，千百中无一二也，纳妇择婿可忽乎哉。

难经节要

古吴鲆溪老顽选录

素问灵枢其言简古，周扁鹊秦越人发为八十一难，名曰：难经。推明其义，元滑寿伯仁为之注释，作本义二卷。

一难曰：十二经皆有动脉，独取寸口，以决五脏六腑死生吉凶之法。

滑注：十二经谓手足三阴三阳合为十二经也，手经则太阴肺、阳明大肠、少阴心、太阳小肠、厥阴心包、少阳三焦也。足经则太阴脾、阳明胃、少阴肾、太阳膀胱、厥阴肝、少阳胆也，皆有动脉。

滑注：谓之经者，以荣卫之流行经常不息者而言。谓之脉者，以血理之分衺行体者而言也。

又曰：寸口者，脉之大会，手太阴之脉动也。

滑注：寸口谓气口也，居手太阴鱼际却行一寸之分，气口之下，曰：关，曰：尺云者。皆手太阴所历之处，而手太阴又为百脉流注朝会之始也。

又曰：人呼吸定息，一日夜脉行五十度，周于身，荣卫行阳二十五度，行阴亦二十五度，为一周也。故五十度，复会于手太阴。寸口者，五脏六腑之所终始，故法取于寸口也。

滑注：人，谓平人不病而息数匀者也，呼者气之出阳也，吸者气之入阴也，《内经平人气象论》云：人一呼脉再动，一吸脉再动，呼吸定息脉五动，闰以太息，命曰：平人。

滑注：荣卫始于中焦，注手太阴阳明，阳明注足阳明太阴，太阴注手少阴太阳，太阳注足太阳少阴，少阴注手心主少阳，少阳注足少阳厥阴，计呼吸二百七十息，脉行一周身，于是复还注手太阴。

滑注：行阳行阴谓行昼行夜也。

四难曰：呼出心与肺，吸入肾与肝，呼吸之间，脾受谷味也，其脉在中。

滑注：呼出为阳，吸入为阴，心肺为阳，肾肝为阴，各以部位之高下而应之也。一呼再动，心肺主之；一吸再动，肾肝主之。呼吸定息脉五动，闰以太息，脾之候也。其脉在中者，以脾受谷味，灌溉诸藏，诸藏皆受气于中宫也。

又曰：浮者阳也，沉者阴也。

又曰：心肺俱浮，何以别之？然。浮而大散者，心也。浮而短涩者，肺也。肾肝俱沉，何以别之？然。牢而长者，肝也。按之濡，举指来实者，肾也。脾者中州，故其脉在中。

又曰：浮者阳也。滑者阳也。长者阳也。沉者阴也。短者阴也。涩者阴也。

六难曰：浮之损小，沉之实大。故曰阴盛阳虚；沉之损小，浮之实大，故曰阳盛阴虚。

滑注：凡人之脉，一呼一吸为一息，一息之间脉四至，闰以太息，脉五至，命曰：平人。平人者不病之脉也，其有增减则为病焉！故一息三至曰迟，不足之脉也；一息六至曰数大，过之脉也。藏为阴府为阳，脉数者属府为阳、为热；脉迟者属藏为阴，为寒。不特是也。诸阳脉皆为热，诸阴脉皆为寒，藏府之病由是别之。

十三难曰：经言，见其色而不得其脉，反得相胜之脉者，即死。得相生之脉者，病即自已。

滑注：灵枢第四篇曰：见其色知其病，命曰明；按其脉知其病，命曰神；问其病知其处，命曰工；色脉形肉不得相失也。色青者其脉弦、赤者其脉钩、黄者其脉代、白者其脉毛、黑者其脉石。

又曰：五藏有五色，皆见于面，亦当与寸口尺内相应。假令色青，其脉当弦而急；色赤，其脉浮大而散；色黄，其脉中缓而大；色白，其脉浮涩而短；色黑，其脉沉濡而滑。此所谓五色之与脉，当参相应也。

滑注：举色青为例，以明相胜相生也，青者肝之色，浮涩而短肺脉也，为金克木，大而缓脾脉也，为木克土此相胜也。浮大而散心脉也，为木生火，小而滑肾脉也，为水生木，此相生也。此所谓得相胜之脉即死，得相生之脉病即自已也。

又曰：上工者十全九，中工者十全八，下工者十全六。

十四难曰：一损损于皮毛，皮聚而毛落。二损损于血脉，血脉虚少，不能荣于五藏六府。三损损于肌肉，肌肉消瘦，饮食不能为肌肤。四损损于筋，筋缓不能自收持。五损损于骨，骨痿不能起于床。

又曰：治损之法，损其肺者，益其气。损其心者，调其荣卫。损其脾者，调其饮食，适其寒温。损其肝者，缓其中。损其肾者，益其精。

又曰：上部有脉，下部无脉，其人当吐，不吐者死。上部无脉，下部有脉，虽困无能为害。所以然者，譬如人之有尺，树之有根，枝叶虽枯槁，根本将自生，脉有根本，人有元气，故知不死。

滑注：纪氏曰：上部有脉下部无脉，是邪实并于上，即当吐也，若无吐证，为上无邪而下气竭，故云当死。东垣李氏曰：下部无脉此木郁也，饮食过饱填塞于胸中太阴之分，而春阳之令不得上行故也，是为木郁，木郁则达之，谓吐之是也。谢氏曰：上部无脉下部有脉者，阴气盛而阳气微，故虽困无能为害，上部无脉如树枝之槁，下部有脉如树之有根，惟其有根可以望其生也。

滑注：一难言寸口以决藏府死生吉凶，谓气口为五藏主也。四难言脾受谷味其脉在中，是五藏皆以胃为主，其脉则主关上也。此难，言人之有尺譬如树之有根，脉有根本，人有元气，故知不死。则以尺为主也，此越人所以错综其义，散见诸篇，以见寸关尺各有所归重云。

十六难曰：假令得肝脉，其外证：善洁，面青，善怒，其内证：脐左有动气。按之牢若痛，其病四肢满，闭癃溲便难。转筋，有是者肝也，无是者非也。

假令得心脉。其外证：面赤，口干，喜笑，其内证：脐上有动气，按之牢若痛，其病烦心，心痛掌中热而哕，有是者心也，无是者非也。

假令得脾脉。其外证：面黄，善噫，善思，善味。其内证：当脐有动气，按之牢若痛，其病腹胀满。食不消、体重节痛，怠堕嗜卧，四肢不收，有是者脾也，无是者非也。

假令得肺脉。其外证：面白、善嚏、悲愁不乐、欲哭。其内证：脐右有动气，按之牢若痛，其病喘咳，洒浙寒热，有是者肺也，无是者非也。

假令得肾脉。其外证：面黑、善恐，欠。其内证：脐下有动气，按之牢若痛，其病逆气、小腹急痛，泄如下重、足胫寒而逆，有是者肾也，无是者非也。

滑注：男子尺脉恒弱，女子尺脉恒盛，此男女之别也。

二十难曰：脉居阴部而反阳脉见者，为阳乘阴也。脉居阳部而反阴脉见者，为阴乘阳也。

滑注：阴部尺，阳部寸也

二十二难曰：经脉十二，络脉十五，何始何穷也？

然：经脉者，行血气通阴阳，以荣于身者也。其始从中焦，注手太阴阳明，阳明注足阳明太阴，太阴注手少阴太阳，太阳注足太阳少阴，少阴注手心主少阳，少阳主足少阳厥阴，厥阴复还注手太阴。别络十五，皆因其原，如环无端，转相灌溉，朝于寸口人迎。

滑注：因者，随也。原者，始也。朝，犹朝会之朝。直行者谓之经，旁出者谓之络。十二经，有十二络。兼阳络阴络，脾之大络，为十五络也。

滑注：寸口人迎，古法以侠喉两旁动脉，为人迎。至晋王叔和直以左手关前一分为人迎，右手关前一分为气口。后世宗之，愚谓昔人所以取人迎气口者，盖人迎为足阳明胃经，受谷气而养五藏者也。气口为手太阴肺经，朝百脉而平权衡者也。

滑注：五藏六府配手足之阴阳但十一经耳。其一经者，则以手少阴与心主，各别为一脉，心主与三焦为表里，俱有名而无形，以此一经并五藏六府共十二经也。

谢氏曰：难经言：手少阴心主与三焦者凡八篇，三十一难，分豁三焦经脉所始所终，三十六难言，肾之有两，左曰肾，右曰命门。初不以左右肾分两手尺脉。三十八难言：三焦者，原气之别，主持诸气。复申言其有名无形。三十九难言：命门者精神之所舍。男子藏精，女子系胞，其气与肾通。又云：六府止有五府，三焦亦是一府。八难、六十二、六十六,三篇言：肾间动气者，人之生命，十二经之根本也。其名曰原。三焦则原气之别使也，通此篇参互观之，可见三焦列为六府之义。惟其有名无形，故得与手心主合，心主为手厥阴，其经始于起胸中，终于循小指次指出其端，若手少阴则始于心中终于循小指之内出其端。此手少阴与心主各别为一脉也。

或问手厥阴经曰：心主。又曰：心包络。何也？曰：君火以名，相火以位，手厥阴代君火行事。以用而言，故曰手心主。以体而言，则曰心包络。一经而二名，实相火也。虞庶云：诸家言命门为相火与三焦相表里。按难经止言：手心主与三焦为表里，无命门三焦表里之说。夫左寸火，右寸金，左关木，右关土，左尺水，右尺火，职之部位，其义灼然于乎？如虞氏此说，则手心主与三焦相为表里而摄行君火明矣。三十六难谓：命门其气与肾通，则亦不离乎肾也。其习坎之谓欤！手心主为火之闰，为命门则水之同气欤。命门不得为相火，三焦不与命门配亦明矣。

虞氏之说良有旨哉，诸家所以纷纷不决者，盖有惑于《金匮真言篇》王注引正理论谓：三焦者，有名无形，上合手心主，下合右肾，遂有命门三焦表里之说。夫人之藏府，一阴一阳自有定耦，岂有一经两配之理哉。夫所谓上合手心主者，正言其为表里，下合右肾者，则以三焦为原气之别使而言之尔。知此则知命门与肾通，三焦无两配，而诸家之言可不辨而自明矣。

滑注：直行者，谓之经傍出者，谓之络经犹江汉之正流，络则沱潜之支派，每经皆有络，十二经有十二络。如手太阴属肺络大肠，手阳明属大肠络肺之类。今云：络有十五者，以其有阳跷之络，阴跷之络，及脾之大络也。阳跷阴跷见二十八难，谓之：络者。盖奇经，既不拘于十二经，直谓之络，亦可也。脾之大络名曰：大包。出渊腋三寸，布胸胁，其动应衣，宗气也。四明陈氏曰：阳跷之络统诸阳络；阴跷之络统诸阴络。脾之大络又总统阴阳诸络，由脾之能溉养五藏也。

滑注：脉有奇常，十二经者常脉也，奇经八脉则不拘于十二经。故曰：奇经。奇对正而言，犹兵家之云：奇正也。虞氏曰：奇者，奇零之奇不偶之义。谓此八脉不系正经阴阳，无表里配合，别道奇行，故曰：奇经也。此八脉者，督脉督于后，任脉任于前，冲脉为诸阳之海，阴阳维则维络于身，带脉束之如带，阳跷得之太阳之别，阴跷本诸少阴之别云。

二十八难曰：督脉者，起于下极之俞，并于脊里，上至风府，入属于脑。任脉者，起于中极之下，以上毛际，循腹里，上关元，至喉咽。冲脉者，起于气冲，并足阳明之经，夹脐上行，至胸中而散也。带脉者，起于季胁，回身一周。阳跷脉者，起于跟中，循外踝，上行入风池。阴跷脉者，亦起于跟中，循内踝，上行至咽喉，交贯冲脉。阳维阴维者，维络于身，溢畜不能环流灌溉诸经者也。故阳维起于诸阳会也，阴维起于诸阴交也。

二十九难曰：阳维维于阳，阴维维于阴，阴阳不能自相维，则怅然失志，溶溶不能自收持。阳维为病，苦寒热。阴维为病，苦心痛。阴跷为病，阳缓而阴急。阳跷为病，阴缓而阳急。冲之为病，逆气而里急。督之为病，脊强而厥。任之为病，其内苦结，男子为七疝，女子为瘕聚。带之为病，腹满腰溶溶，若坐水中。此奇经八脉之为病也。

三十难曰：荣气之行，常与卫气相随，经言：人受气于谷，谷入于胃，乃传于五藏六府，五藏六府，皆受于气。其清者为荣，浊者为卫。荣行脉中，卫行脉外，荣周不息，五十而复大会。阴阳相贯，如环之无端。

滑注：谷入于胃，以传与肺，五藏六府皆以受气。气指水谷之气而言。

滑注：陈氏曰：荣阴也，其行本迟。卫阳也，其行本速。然而清者滑利，浊者慓悍，皆非涩滞之体。故凡卫行于外，荣即从行于中。是知其行常得相随，共周其度。濠南王氏曰：清者体之上也，阳也，火也，离中之一阴降。故午后一阴生，即心之生血也，故曰：清气为荣。浊者体之下也，阴也，水也，坎中之一阳升。故子后一阳生，即肾之生气也。故曰浊气为卫。

愚谓：以用而言，则清气为荣者，浊中之清者也。浊气为卫者，清中之浊者也。以体而言，则清之用，不离乎浊之体，浊之用，不离乎清之体，故谓清气为荣，浊气为卫亦可也，谓荣浊卫清亦可也。

纪氏亦云：素问曰：荣者水谷之精气，则清。卫者，水谷之悍气，则浊。精气入于脉中则浊，悍气行于脉外则清。或问三十二难云：血为荣，气为卫，此则荣卫皆以气言者，何也？曰经云：荣者水谷之精气，卫者水谷之悍气。又云：清气为荣，浊气为卫。盖统而言之，则荣卫皆水谷之气所为，故悉以气言可也，析而言之，则荣为血，而卫为气，固自有分矣。

三十一难曰：三焦者，水谷之道路，气之所终始也。上焦者在心下下膈，在胃上口，主内而不出，其治在膻中，直两乳间陷者，是。中焦者，在胃中脘，不上不下，主腐熟水谷，其治在脐傍。下焦者，当膀胱上口，主分别清浊，主出而不内，以传道也，其治在脐下，其府在气街。

滑注：人身之府藏，有形，有状，有禀，有生。惟三焦既无形状，而所禀所生则元气与胃气而已。故云：

水谷之道路，气之所终始也。上焦治在膻中，中焦治在脐傍，天枢穴。下焦治在脐下一寸，阴交穴。治犹司也，谓：三焦处所也。盖三焦相火也，火能腐熟万物，焦从火亦腐物之气，命名取义在此。

灵枢第十八篇曰：上焦出于胃上口，并咽以上，贯膈而布胸中，走腋循太阴之分而行，还至阳明，上至舌下足阳明，常与管卫俱行于阳二十五度，行于阴亦二十五度，一周也，故五十度而复，大会于手太阴矣。中焦亦傍胃口，出上焦之后，此所受气者，泌糟粕，蒸津液，化其精微，上注于肺，脉乃化而为血，以养生身，莫贵于此，故独得行于经隧。命曰营气。下焦者别回肠，注于膀胱而渗入焉，故水谷者，常并居于胃中，成糟粕，而俱下于大小肠而成，下焦渗而俱下，济泌别汁，循下焦而渗入膀胱也。

谢氏曰：详灵枢本文，则三焦有名无形尤可见矣。

古益袁氏曰：所谓三焦者于膈膜脂膏之内，五藏五府之隙，水谷流化之关，其气融会于其间，熏蒸膈膜，发达皮肤分肉，运行四旁，曰：上中下。各随所属部分而名之，实元气之别使也。是故虽无其形，倚内外之形而得名。虽无其实，合内外之实而为位者也。

愚按：其府在气街一句疑错简，或衍三焦自属诸府，其经为手少阳与手心主配，且各有治所，不应又有府也。

三十二难曰：心肺独在膈上，心者血，肺者气。血为荣，气为卫。相随上下，谓之荣卫。通行经络营周于外。

滑注：营周于外，犹天道之运行于上。膈者，隔也。凡人心下有膈膜，与脊胁周回相着。所以遮隔浊气，不使上熏于心肺也。

三十三难曰：肝青象木，肺白象金，肝得水而沉，木得水而浮，肺得水而浮，金得水而沉，肺熟而复沉，肝熟而复浮。

滑注：周氏曰：肝畜血，血阴也，多血少气，体凝中窒，虽有脉络，内经非玲珑空虚之比，故得水而沉也。及其熟也，濡而润者转为干燥。凝而窒者变为通虚，宜其浮也。肺主气，气阳也，多气少血，体四垂而轻泛，孔窍玲珑，脉络旁达，故得水而浮也。熟则体皆挛敛，孔窍窒实。轻舒者变而紧缩，宜其沉也，斯物理之当然，与五行造化默相符合耳。

三十五难曰：小肠者，心之府。大肠者，肺之府。胆者，肝之府。胃者，脾之府。膀胱者，肾之府。

滑注：诸府，体为阳，而用则阴。经所谓：浊阴归六府是也。

三十六难曰：藏各有一耳，肾独有两者。非皆肾也，其左者为肾，右者为命门。命门者，谓精神之所舍，原气之所系也。男子以藏精，女子以系胞，故知肾有一也。

滑注：男子于此而藏精，受五藏六府之精而藏之也，女子于此而系胞，是得精而能施化胞，则受胎之所也，原气谓齐下肾间动气，人之生命，十二经之根本也。

滑注：脉气周流如环无端，则无关格覆溢之患，而人之气，内得以温于藏府，外得以濡于腠理矣。

滑注：四明陈氏曰：府有邪则阳脉盛，藏有邪则阴脉盛。阴脉盛者，阴气关于下，阳脉盛者，阳气格于上，然而未至于死。阴阳俱盛，则既关且格，格则吐而食不下，关则二阴闭不得大小便，而死矣。藏府气和而相营，阴不覆，阳不溢，又何关格之有。

三十八难曰：藏惟有五，府独有六者，谓三焦也。有原气之别焉，主持诸气，有名而无形，其经属手少阳此外府也，故言府有六焉。

滑注：三焦主持诸气，为原气别使者，以原气赖其导引，潜行默运于一身之中，无或间断也。外府指其经为手少阳而言，盖三焦外有经而内无形故云。

三十九难曰：经言府有五，藏有六者谓肾有两藏也，五藏各有一府三焦亦是一府，然不属于五藏故言府有五焉。

滑注：府有五者以三焦配合手心主也。

四十难曰：经言，肝主色，心主臭，脾主味，肺主声，肾主液，鼻者肺之候，而反知香臭；耳者肾之候，而反闻声。其意何也？

滑注：四明陈氏曰：臭者心所主，鼻者肺之窍，心之脉上肺，故令鼻能知香臭也。耳者肾之窍，声者肺所主，肾之脉上肺，故令耳能闻声也。

四十二难曰：肝左三叶，右四叶，凡七叶，主藏魂。心中有七孔三毛，盛精汁三合，主藏神。脾有散膏半斤，主裹血，温五藏，主藏意。肺六叶两耳，凡八叶，主藏魄。肾有两枚，主藏志。胆在肝之短叶间，盛精汁三合。胃盛谷二斗，水一斗五升。小肠左回叠积十六曲。盛谷二斗四升，水六升三合，合之太半。大肠当齐右回十六曲。盛谷一斗，水七升半。膀胱盛溺九升九合。口广二寸半，唇至齿长九分，齿以后至会厌深三寸半，大容五合。舌重十两，长七寸，广二寸半。咽门重十两，广二寸半，至胃长一尺六寸。喉咙重十二两，广二寸，长一尺二寸，九节，肛门受谷九升三合，八分合之一。

滑注：平人不食饮，七日而死者，水谷津液皆尽也。水去则荣散，谷消则卫亡，荣散卫亡神无所依。

四十四难曰：七冲门何在？然：唇为飞门，齿为户门，会厌为吸门，胃为贲门，太仓下口为幽门，大肠小肠会为阑门，下极为魄门，故曰七冲门也。

滑注：冲，冲要之冲，会厌为咽嗌会合也，厌犹掩也，谓当咽物时，合掩喉咙不使食物误入，以阻其气之嘘吸出入也。贲与奔同，言物之所奔向也，太仓下口，胃之下口也，在脐上二寸。下脘之分。大肠小肠会在脐上一寸水分穴，下极肛门也。云魄门，亦取幽阴之义。

四十七难曰：人面独能耐寒者，何也？然：人头者，诸阳之会也。诸阴脉皆至颈胸中而还，独诸阳脉皆上至头耳，故令面耐寒也。

滑注：手之三阳，从手上走至头。足之三阳，从头下走至足。手之三阴，从腹走至手。足之三阴，从足走入腹。此所以诸阴脉皆至颈胸中而还，独诸阳脉皆上至头耳。

四十九难曰：忧愁思虑则伤心。形寒饮冷则伤肺。恚怒气逆，上而不下则伤肝。饮食劳倦则伤脾。久坐湿地，强力入水则伤肾。是正经之自病也。

滑注：伤脾不同，谢氏曰：饮食、劳倦自是二事。饮食得者，饥饱失时。劳倦者，劳形力，而致倦怠也。此本经自病者，病由内作非外邪之干，所谓内伤者也。

五十一难曰：病有欲得温者，有欲得寒者，有欲得见人者，有不欲得见人者，而各不同，病在何藏府也？然：病欲得寒，而欲见人者，病在府也。病故得温，而不欲见人者，病在藏也。何以言之，府者阳也，阳病欲得寒，又欲见人。藏者阴也，阴病欲得温，又欲闭户独处，恶闻人声，故以别知藏府之病也。

五十五难曰：病有积有聚，何以别之？然。积者，阴气也，聚者，阳气也。故阴沉而伏，阳浮而动，气之所积，名曰积；气之所聚，名曰聚。故积者，五藏所生，聚者，六府所成也。积者，阴气也。其始发有常处，其痛不离其部，上下有所终始，左右有所穷处。聚者，阳气也。其始发无根本，上下无所留止，其痛无常处，谓之聚。故以是别知积聚也。

五十七难曰：胃泄者，饮食不化，色黄。脾泄者，腹胀满，注食，即呕，吐逆。大肠泄者，食已窘迫，大便色白，肠鸣切痛。小肠泄者，溲而便脓血，少腹痛。大瘕泄者，里急后重，数至圊而不能便，茎中痛。此五泄之要法也。

滑注：瘕结也，谓因有凝结而成者。里急谓腹内急迫，后重谓肛门下坠，惟其里急后重，故数至圊而不能便。茎中痛者，小便亦不利也。

谢氏谓：小肠大瘕二泄，今所谓痢疾也。内经曰：肠澼。故下利赤白者，灸小肠俞是也。

四明陈氏曰：胃泄即飧泄也。脾泄即濡泄也。大肠泄即洞泄也。小肠泄谓凡泄。则小便先下而便血，即血泄也。大瘕泄即肠癖也。

五十八难曰：伤寒有五，有中风，有伤寒，有湿温，有热病，有温病，其所苦各不同。又曰：伤寒有汗出而愈，下之而死者。有汗出而死，下之而愈者。何也？然：阳虚阴盛汗出而愈，下之即死。阳盛阴虚汗出而死，下之即愈。

滑注：外台所谓表病里和，里病表和之谓，指伤寒传变者而言之也，表病里和汗之可也，而反下之，表邪不除，里气复夺矣。里病表和下之可也，而反汗之，里邪不退，表气复夺矣。故云死。所以然者，汗能亡阳，下能损阴也，此阴阳字指表里言之。经曰：诛伐无过，命曰大惑，此之谓软。

五十九难曰：狂癫之病，何以别之？然。狂疾之始发，少卧而不饥。自高贤也，自辨智也，自倨贵也，妄笑，好歌乐，妄行不休，是也。癫疾始发，意不乐，僵仆直视，其脉三部阴阳俱盛，是也。

六十一难曰：经言，望而知之，谓之神。闻而知之，谓之圣。问而知之，谓之工。切脉而知之，谓之巧。何谓也？然。望而知之者，望见其五色，以知其病。

滑注：验产妇面赤舌青，母活子死。面青舌赤沫出，母死子活。唇口俱青，母子俱死。

又曰：闻而知之者，闻其五音，以别其病。

滑注：四明陈氏曰：五藏有声有音，肝声呼，心声笑，脾声歌，肺声哭，肾声呻。

袁氏曰：闻五藏五声之清浊，或其音嘶嗄之，类别其病也。

又曰：问而知之者，问其所欲五味，以知其病所起所在也。

滑注：袁氏曰：问其所欲，五味中偏嗜、偏多食之物，则知藏气，有偏胜偏绝之候也。

又曰：切脉而知之者，诊其寸口，视其虚实，以知其病在何藏府也。

又曰：经言，以外知之，曰圣。以内知之，曰神。

滑注：以外知之望闻，以内知之问切也，神微妙圣通明也。

六十二难曰：藏之井荣有五，府独有六者。府者，阳也。三焦行于诸阳，故置一俞，名曰原。

滑注：井荣有五，谓：井、荣、俞、经、合也。

滑注：四明陈氏曰：经穴之气所生，则自井始，而溜荣，注俞，过经，入合。

滑注：五藏阴经，止以俞为原。六府阳经，既有俞仍别有原。

六十六难曰：十二经皆以俞为原者，以皆系三焦之所行，气之所留止也。三焦所行之俞，为原。以脐下肾间动气，为人之生命，十二经之根本，故以为名。三焦者，原气之别使也，主通行三气，经历于五藏六府。

滑注：通行上中下三焦之三气，即纪氏所谓，下焦禀真元之气，即原气也。上达至于中焦，中焦受水谷精悍之气，化为荣卫，荣卫之气与真元之气，通行达于上焦也。

六十九难曰：经言，虚者补之，实者泻之，不虚不实以经取之。何谓也？然。虚者，补其母。实者，泻其子。当先补之，然后泻之。不虚不实，以经取之者，是正经自生病，不中他邪也。当自取其经，故言以经取之。

七十六难曰：阳气不足阴气有余，当先补其阳，而后泻其阴。阴气不足阳气有余，当先补其阴，而后泻其阳。荣卫通行，此其要也。

七十七难曰：经言，上工治未病，中工治已病者，何谓也？然。所谓治未病者，见肝之病，则知肝当传之与脾。故先实其脾气，无令得受肝之邪，故曰治未病焉。中工者，见肝之病，不晓相传，但一心治肝，故曰：治已病也。

滑注：灵枢五十五篇曰：上工刺其未生也，其次刺其未盛者也，其次刺其已衰者也。下工刺其方袭者也，与其形之盛者也，与其病之与脉相逆者也。故曰：方其盛也，勿敢毁伤，刺其已衰，事必大昌。故曰：上工治未病，不治已病，此之谓也。

八十一难曰：病有虚实。实实、虚虚。损不足而益有余，此者，中工之所害也。

滑注：实其实而虚其虚，杀人必矣。中工，中常之工，犹云粗工也。

内经素问节要

古吴鲟溪老顽选录

在昔黄帝与岐伯，更相问难，雷公之伦传之，而内经作矣。隋全元起始为训解，唐王冰为之次注，《汉书艺文志》曰：黄帝内经十八卷，素问即其经之九卷也。兼灵枢九卷，迺其数焉。灵枢亦名为针经。

上古天真论曰：食饮有节，起居有常，不妄作劳，故能形与神俱，而尽终其天年，度百岁乃去。今时之人不然也；以酒为浆，以妄为常，醉以入房，以欲竭其精，以耗散其真，不知持满，不时御神，务快其心，逆于生乐，起居无节，故半百而衰也。

女子七岁，肾气盛，齿更发长；二七而天癸至，任脉通，太冲脉盛，月事以时下。七七任脉虚，太冲脉衰少，天癸竭，地道不通，今五藏皆衰，筋骨解堕，天癸尽矣！故发鬓白，身体重，行步不正，而无子耳。

生气通天论曰：阳气者，若天与日，失其所则折寿而不彰。

因于寒，欲如运枢，起居如惊，神气乃浮；因于暑汗，烦则喘喝，静则多言，体若燔炭，汗出而散；因于湿，首如裹，湿热不攘，大筋緛短，小筋弛长，緛短为拘弛，长为痿；因于气，为肿，四维相代，阳气乃竭。阳气者，烦劳则张，精绝，辟积于夏，使人煎厥。

阳气者大怒则形气绝，而血菀于上，使人薄厥。

阴者藏精而起亟也，阳者卫外而为固也。

因而饱食筋脉横解，肠澼为痔。

因而大饮则气逆。

王注：饮多则肺布叶举，故气逆而上奔也。

春伤于风，邪气留连，乃为洞泄。

王注：风气通肝，春肝木旺，木胜脾土，故洞泄生也。

夏伤于暑，秋为痎疟。秋伤于湿，上逆而咳，发为痿厥。冬伤于寒，春必温病。四时之气更伤五藏。阴之所生，本在五味，阴之五宫，伤在五味；是故味过于酸，肝气以津，脾气乃绝；味过于咸，大骨气劳，短肌，心气抑；味过于甘，心气喘满，色黑，肾气不衡；味过于苦，脾气不濡，胃气乃厚；味过于辛，筋脉沮弛，精神乃央。

金匮真言论曰：东风生于春，病在肝俞，在颈项；南风生于夏，病在心俞，在胸胁；西风生于秋，病在肺俞，在肩背；北风生于冬，病在肾俞，在腰股；中央为土，病在脾俞，在脊；故春气者病在头，夏气者病在藏，秋气者病在肩背，冬气者病在四支。故春善病鼽衄，仲夏善病胸胁，长夏善病洞泄、寒中，秋善病风疟，冬善病痹厥。

夫精者，身之本也。故藏于精者，春不病温，夏暑汗不出者，秋成风疟。

平旦至日中，天之阳，阳中之阳也；日中至黄昏，天之阳，阳中之阴也；合夜至鸡鸣，天之阴，阴中之阴也；鸡鸣至平旦，天之阴，阴中之阳也。故人亦应之。

人身之阴阳，则背为阳，腹为阴。言人身之藏府中阴阳，则藏者为阴，府者为阳。肝心脾肺肾，五藏皆为阴，胆胃大肠小肠膀胱三焦，六府皆为阳。背为阳，阳中之阳心也。背为阳，阳中之阴肺也。腹为阴，阴中之阴肾也。腹为阴，阴中之阳肝也。腹为阴，阴中之至阴脾也。此皆阴阳表里，内外雌雄，相输应也。

东方青色，入通于肝，开窍于目，藏精于肝，其病发惊骇，其味酸，其类草木。其畜鸡，其谷麦，其应四时，上为岁星，是以春气在头也，其音角，其数八，是以知病之在筋也，其臭臊。

南方赤色，入通于心，开窍于耳，藏精于心。故病在五藏，其味苦，其类火，其畜羊，其谷黍，其应四时，上为荧惑星，是以知病之在脉也，其音征，其数七，其臭焦。

中央黄色，入通于脾，开窍于口，藏精于脾。故病在舌本，其味甘，其类土，其畜牛，其谷稷，其应四时，上为镇星，是以知病之在肉也，其音宫，其数五，其臭香。

西方白色，入通于肺，开窍于鼻，藏精于肺。故病在背，其味辛，其类金，其畜马，其谷稻，其应四时，上为太白星，是以知病之在皮毛也，其音商，其数九，其臭腥。

北方黑色，入通于肾，开窍于二阴，藏精于肾。故病在谿，其味咸，其类水，其畜彘，其谷豆，其应四时，上为辰星，是以知病之在骨也，其音羽，其数六，其臭腐。

阴阳应象大论曰：清阳出上窍，浊阴出下窍，清阳发腠理，浊阴走五藏，清阳实四支，浊阴归六府。

王注：气本乎天者，亲上。气本乎地者，亲下。各从其类也，上窍谓耳目鼻口，下窍谓前阴后阴。

阴味出下窍，阳气出上窍。

王注：味有质，故下流于便泻之窍；气无形故上出于呼吸之门。

清气在下则生飧泄，浊气在上则生䐜胀，此阴阳反作，病之逆从也。

壮火散气，少火生气。

先痛而后肿者，气伤形也；先肿而后痛者，形伤气也。

风胜则动，热胜则肿，燥胜则干，寒胜则浮，湿胜则濡泻。

天有四时五行，以生长收藏，以生寒暑燥湿风；人有五藏，化五气，以生喜怒悲忧恐。故喜怒伤气，寒暑伤形，暴怒伤阴，暴喜伤阳。

冬伤于寒，春必温病，春伤于风，夏生飧泄，夏伤于暑，秋必痎疟，秋伤于湿，冬生咳嗽。

东方生风，风生木，木生酸，酸生肝，肝生筋，筋生心，肝主目，其在天为玄，在人为道，在地为化，化生五味，道生智，玄生神，神在天为风，在地为木，在体为筋，在藏为肝，在色为苍，在音为角，在声为呼，在变动为握，在窍为目，在味为酸，在志为怒，怒伤肝，悲胜怒，风伤筋，燥胜风，酸伤筋，辛胜酸。

南方生热，热生火，火生苦，苦生心，心生血，血生脾，心主舌。其在天为热，在地为火，在体为脉，在藏为心，在色为赤，在音为征，在声为笑，在变动为忧，在窍为舌，在味为苦，在志为喜，喜伤心，恐胜喜，热伤气，寒胜热，苦伤气，咸胜苦。

中央生湿，湿生土，土生甘，甘生脾，脾生肉，肉生肺，脾主口。其在天为湿，在地为土，在体为肉，在藏为脾，在色为黄，在音为宫，在声为歌，在变动为哕，在窍为口，在味为甘，在志为思，思伤脾，怒胜思，湿伤肉，风胜湿，甘伤肉，酸胜甘。

西方生燥，燥生金，金生辛，辛生肺，肺生皮毛，皮毛生肾，肺主鼻。其在天为燥，在地为金，在体为皮毛，在藏为肺，在色为白，在音为商，在声为哭，在变动为咳，在窍为鼻，在味为辛，在志为忧，忧伤肺，喜胜忧，热伤皮毛，寒胜热，辛伤皮毛，苦胜辛。

北方生寒，寒生水，水生咸，咸生肾，肾生骨髓，髓生肝，肾主耳。其在天为寒，在地为水，在体为骨，在藏为肾，在色为黑，在音为羽，在声为呻，在变动为慄，在窍为耳，在味为咸，在志为恐，恐伤肾，思胜恐，寒伤血，燥胜寒，咸伤血，甘胜咸。

左右者，阴阳之道路也。水火者，阴阳之征兆也。

阴在内，阳之守也。阳在外，阴之使也。

天气通于肺，地气通于嗌，风气通于肝，雷气通于心，谷气通于脾，雨气通于肾。

阳之汗，以天地之雨名之，阳之气，以天地之疾风名之。

善治者，治皮毛，其次治肌肤，其次治筋脉，其次治六府，其次治五藏，治五藏者半死半生也。

善诊者，察色按脉，先别阴阳。

审清浊而知部分，视喘息、听音声而知所苦。

按尺寸，观浮、沉、滑、涩，而知病所生以治。

形不足者，温之以气，精不足者，补之以味。

其高者，因而越之，其下者，引而竭之，中满者，泻之于内。

阴阳别论曰：二阳之病发心脾，有不得隐曲，女子不月，其传为风消，其传为息贲者，死不治。

阴搏阳别，谓之有子。

王注：阴谓尺中也，搏谓搏触于手也，尺脉搏击与寸口殊别，阳气挺然，则为有妊之兆。

灵兰秘典论曰：心者，君主之官也，神明出焉。肺者，相传之官，治节出焉。肝者，将军之官，谋虑出焉。胆者，中正之官，决断出焉。膻中者，臣使之官，喜乐出焉。脾胃者，仓廪之官，五味出焉。大肠者，传道之官，变化出焉。小肠者，受盛之官，化物出焉。肾者，作强之官，伎巧出焉。三焦者，决渎之官。水道出焉。膀胱者，州都之官，津液藏焉。气化则能出矣，凡此十二官者，不得相失也。

王注：位高非君，故官为相傅，主行荣卫，故治节由之。

王注：膻中者在胸中两乳间，为气之海。

六节藏象论曰：天食人以五气，地食人以五味。五气入鼻，藏于心肺，上使五色修明，音声能彰；五味入口，藏于肠胃，味有所藏，以养五气。气和而生，津液相成，神乃自生。

王注：天以五气食人者，臊气凑肝，焦气凑心，香气凑脾，腥气凑肺，腐气凑肾也；地以五味食人者，酸味入肝，苦味入心，甘味入脾，辛味入肺，咸味入肾也，清阳化气，而上为天，浊阴成味，而下为地，故天食人以气，地食人以味也。

心者，生之本，神之变也；其华在面，其充在血脉，为阳中之太阳，通于夏气。肺者，气之本，魄之处也；其华在毛，其充在皮，为阳中之太阴，通于秋气。肾者，主蛰，封藏之本，精之处也；其华在发，其充在骨，为阴中之少阴，通于冬气。肝者，罢极之本，魂之居也；其华在爪，其充在筋，以生血气，此为阳中之少阳，通于春气。脾、胃、大肠、小肠、三焦、膀胱者，仓廪之本，营之居也，名曰器。能化糟粕，转味而入出者也；其华在唇四白，其充在肌。

人迎一盛，病在少阳，二盛病在太阳三盛病在阳明，四盛已上为格阳。寸口一盛，病在厥阴，二盛病在少阴，三盛病在太阴，四盛已上为关阴。人迎与寸口俱盛，四倍已上为关格。

王注：阳脉法也，少阳胆脉也，太阳膀胱脉也，阳明胃脉也。灵枢经曰：一盛而躁在手少阳，二盛而躁在手太阳，三盛而躁在手阳明、手少阳三焦脉、手太阳小肠脉、手阳明大肠脉。一盛者，谓人迎之脉，大于寸口一倍也，余盛同法。四倍已上阳盛之极，故格拒，而食不得入也。正理论曰：格则吐逆。

王注：阴脉法也，厥阴肝脉也，少阴肾脉也，太阴脾脉也。灵枢经曰：一盛而躁在手厥阴，二盛而躁在手少阴，三盛而躁在手太阴手厥阴心包脉也，手少阴心脉也，手太阴肺脉也。盛法同阳，四倍已上阴盛之极，故关闭，而溲不得通也，正理论曰：闭则不得溺。

五藏生成篇曰：心之合脉也，其荣色也，其主肾也。肺之合皮也，其荣毛也，其主心也。肝之合筋也，其荣爪也，其主肺也。脾之合肉也，其荣唇也，其主肝也。肾之合骨也，其荣发也，其主脾也。

多食咸，则脉凝泣而变色；多食苦，则皮槁而毛拔；多食辛，则筋急而爪枯；多食酸，则肉胝䐢而唇揭；多食甘，则骨痛而发落；此五味之所伤也。

心欲苦，肺欲辛，肝欲酸，脾欲甘，肾欲咸，此五味之所合也。

人卧血归于肝。

王注：肝藏血，心行之，人动，则血运于诸经；人静，则血归于肝藏。何者？肝主血海故也。

凡相五色之奇脉，面黄目青，面黄目赤，面黄目白，面黄目黑者，皆不死也。

王注：凡色见黄，皆为有胃气，故不死也。

王注：五藏以胃气为本，故无黄色，皆曰死。

五藏别论曰：脑、髓、骨、脉、胆、女子胞，此六者，地气之所生也。皆藏于阴而象于地，故藏而不泻，名曰奇恒之府。夫胃、大肠、小肠、三焦、膀胱，此五者，天气之所生也。其气象天，故泻而不藏，此受五藏浊气，名曰传化之府。此不能久留输泻者也。

五藏者，藏精气而不泻也，故满而不能实。六府者，传化物而不藏，故实而不能满。

水谷入口，则胃实而肠虚，食下则肠实而胃虚，故曰实而不满，满而不实也。

异法方宜论曰：东方之域，天地之所始生也，鱼盐之地，海滨傍水，其民食鱼而嗜咸，皆安其处，美其食；鱼者使人热中，盐者胜血，故其民皆黑色疏理，其病皆为痈疡。

西方者，金王之域，沙石之处，天地之所收引也，其民陵居而多风，水土刚强，其民不衣而褐荐，其民华食而脂肥，故邪不能伤其形体，其病生于内。

北方者，天地所闭藏之域也，其地高陵居，风寒冰冽，其民乐野处而乳食，藏寒生满病。

南方者，天地所长养，阳之所盛处也，其地下水土弱，雾露之所聚也，其民嗜酸而食胕，故其民皆致理而赤色，其病挛痹。

中央者，其地平以湿，天地所以生万物也众，其民食杂而不劳，故其病多痿厥寒热。

移精变气论曰：上古使傀贷季理色脉，而通神明，合之金木水火土，四时八风六合不离其常。

王注言：所以知四时五行之气，变化相移之要妙者何？以色脉故也。

诊要经络论曰：太阳之脉，其终也，戴眼，反折，瘛疭，其色白，绝汗乃出，出则死矣。少阳终者，耳聋，百节皆纵，目𣆼绝系，绝系一日半死，其死也，色先青白，乃死矣。阳明终者，口目动作，善惊忘言，色黄，其上下经盛，不仁则终矣。少阴终者，面黑齿长而垢，腹胀闭，上下不通而终矣。太阴终者，腹胀闭，不得息，善噫，善呕，呕则逆，逆则面赤；不逆则上下不通，不通则面黑皮毛焦而终矣。厥阴终者，中热嗌干，善溺，心烦，甚则舌卷卵上缩而终矣。此十二经之所败也。

脉要精微论曰：声如从室中言，是中气之湿也，言而微，终日乃复言者，此夺气也。衣被不敛，言语善恶不避亲疏者，此神明之乱也。

头者精明之府，头倾视深，精神将夺矣。背者，胸中之府，背曲肩随，府将坏矣。腰者，肾之府，转摇不能，肾将惫矣。膝者筋之府，屈伸不能，行则偻附，筋将惫矣。骨者，髓之府，不能久立，行则振掉，骨将惫矣。得强则生，失强则死。

王注：强谓中气强，固以镇守也。

阴盛则梦涉大水恐惧，阳盛则梦大火燔灼，阴阳俱盛则梦相杀毁伤，上盛则梦飞，下盛则梦堕，甚饱则梦予，甚饥则梦取，肝气盛则梦怒，肺气盛则梦哭，短虫多则梦聚众，长虫多则梦相击毁伤。

平人气象论曰：人一呼脉再动，一吸脉亦再动，呼吸定息，脉五动，闰以太息，命曰：平人。平人者，不病也。

胃之大络，名曰虚里。贯高络肺，出于左乳下，其动应衣脉宗气也。

安卧脉盛，谓之脱血。

王注：卧久伤气，气伤则脉诊应微，今脉盛而不微，则血去而气失所主乃尔。盛，谓数急而大鼓也。

目裹微肿，如卧蚕起之状曰水。

已食如饥者胃疸。

王注：是胃热也，热则消谷。

面肿曰风。足胫肿曰水。

王注：骨风，胃阳明脉起于鼻，交頞中，下循鼻外故尔。

王注：是谓下焦有水也，肾少阴脉出于足心，上循胫，过阴股，从肾上贯肝膈，故下焦有水，足胫肿也。

妇人手少阴脉动甚者，妊子也。

王注：全元起本，作足少阴

春夏而脉瘦，秋冬而脉浮大，命曰：逆四时也。

王注：春夏脉瘦，谓沉细也。秋冬浮大不应时也，大法春夏当浮大而反沉细，秋冬当沉细而反浮大。

风热而脉静，泄而脱血，脉实病在中，脉虚病在外，脉涩坚者，皆难治。

玉机真藏论曰：风者，百病之长也。今风寒客于人，使人毫毛毕直，皮肤闭而为热；当是之时，可汗而发也。或痹不仁，肿痛；当是之时，可汤熨，及火灸刺而去之。弗治，病入舍于肺，名曰肺痹，发咳上气。弗治，肺即传而行之肝，病名曰肝痹。一名曰厥。胁痛出食；当是之时，可按若刺耳。弗治，肝传之脾，病名曰脾风。发瘅，腹中热，烦心出黄；当此之时，可按，可药，可浴；弗治，脾传之肾，病名曰疝瘕；少腹冤热而痛，出白，一名曰蛊。当此之时，可按，可药；弗治，肾传之心，病筋脉相引而急，病名曰瘈，当此之时，可灸，可药；弗治，满十日，法当死。

诸真藏脉见者，皆死不治也。

王注：杨上善云：无余物和杂，故名真也，五藏之气皆胃气，和之，不得独用。如至刚不得独用，独用则折，和柔用之，即固也，五藏之气和于胃气，即得长生，若真独见必死。

五实死，五虚死，脉盛、皮热、腹胀、前后不通、闷瞀，此谓五实。脉细、皮寒、气少、泄利、前后饮食不入，此谓五虚。其时有生者，浆粥入胃泄注止，则虚者活；身汗得后利，则实者活，此其侯也。

三部九侯论曰：必审问其所始病，与今之所方病。

经病者，治其经，孙络病者，治其孙络血，血病身有痛者，治其经络。

经脉别论曰：食气入胃，散精于肝，淫气于筋。

王注：肝养筋，故胃散谷精之气，入于肝则浸淫滋养于筋络矣。

食气入胃，浊气归心，淫精于脉，脉气流经，经气归于肺，肺朝百脉，输精于皮毛；毛脉合精，行气于府，府精神明，留于四藏。气归于权衡。

王注：浊气，谷气也。心居胃上，故谷气归心，淫溢精微入于脉也，何者？心主脉故。

王注：经气归宗，上朝于肺，肺为华盖，位复居高，治节由之，故受百脉之朝会也。平人气象论曰：藏真高于肺，以行荣卫，阴阳由此，故肺朝百脉，然乃布化精气，输于皮毛矣。

王注：府，谓气之所聚处也，是谓气海，在两乳间，名曰膻中也。

王注：膻中之布气者，分为三隧，其下者走于气街，上者走于息道，宗气留于海，积于胸中，命曰气海也。如是分化，乃四藏安定，三焦平均，中外上下，各得其所也。

饮入于胃，游溢精气，上输于脾，脾气散精，上归于肺，通调水道，下输膀胱。水精四布，五经并行，合于四时五藏，阴阳揆度以为常也。

王注：水土合化上滋肺金，金气通肾，故调水道，转注下焦，膀胱禀化乃为溲矣。灵枢经曰：下焦如渎。此之谓也。

藏气法时论曰：肝苦急，急食甘以缓之。心苦缓急食酸以收之。脾苦湿，急食苦以燥之。肺苦气上逆，急食苦以泄之。肾苦燥急食辛以润之。

肝病者，平旦慧，下晡甚，夜半静，肝欲散，急食辛以散之，用辛补之，酸泻之。

心病者，日中慧，夜半甚，平旦静，心欲软，急食咸以软之，用咸补之，甘泻之。

脾病者，日昳慧，日出甚，下晡静，脾欲缓，急食甘以缓之，用苦泻之，甘补之。

肺病者，下晡慧，日中甚，夜半静，肺欲收，急食酸以收之，用酸补之，辛泻之。

肾病者，夜半慧，四季甚，下晡静，肾欲坚，急食苦以坚之，用苦补之，咸泻之。

肝病者，两胁下痛，引少腹，令人善怒，虚则目䀮䀮无所见，耳无所闻，善恐，如人将捕之。气逆则头痛，耳聋，不聪，颊肿。

心病者，胸中痛，胁支满，胁下痛，膺背肩甲间痛，两臂内痛，虚则胸腹大，胁下与腰相引而痛。

脾病者，身重，善饥肉痿，足不收行，善瘈，脚下痛。虚则腹满肠鸣，飧泄，食不化。

肺病者，喘咳，逆气，肩背痛，汗出尻阴股膝，髀腨胻足皆痛。虚则少气不能报息，耳聋嗌干。

肾病者，腹大，胫肿，喘咳，身重，寝汗出憎风。虚则胸中痛，大腹小腹痛，清厥意不乐。

王注：甲乙经，作善饥。

毒药攻邪，五谷为养，五果为助，五畜为益，五菜为充，气味合而服之，以补精益气。此五者，有辛、酸、甘、苦、咸，各有所利，或散，或收，或缓，或急，或坚，或软，四时五藏病，随五味所宜也。

王注：药为金、玉、土、石、草木、菜果、虫鱼、鸟兽之类，皆可以祛邪养正者也。然辟邪安正，惟毒乃能，以其能然，故通谓之毒药也。

宣明五气篇曰：五味所入，酸入肝，辛入肺，苦入心，咸入肾，甘入脾。五气所病，心为噫，肺为咳，肝为语，脾为吞，肾为欠，为嚏，胃为气逆，为哕，为恐。

大肠小肠为泄，下焦益为水。

王注：大肠为传道之府，小肠为受盛之府，受盛之气既虚，传道之司不禁，故为泄利也，下焦为分注之所，气窒不泻，则溢而为水。

膀胱不利，为癃，不约为遗溺。

王注：膀胱为津液之府，水注由之，然足三焦脉实约下焦，而不通，则不得小便，足三焦脉虚不约下焦，则遗溺也。灵枢经曰：足三焦者，太阳之别也，并太阳之正，入络膀胱，约下焦，实则闭癃，虚则遗溺。

胆为怒。

五精所并，精气并于心则喜，并于肺则悲，并于肝则忧，并于脾则畏，并于肾则恐，是谓五并，虚而相并者也。五藏所恶，心恶热，肺恶寒，肝恶风，脾恶湿，肾恶燥，是谓五恶。

五藏化液，心为汗，肺为涕，肝为泪，脾为涎，肾为唾，是谓五液。

五味所禁，辛走气，气病无多食辛；咸走血，血病无多食咸；苦走骨，骨病无多食苦；甘走肉，肉病无多食甘；酸走筋，筋病无多食酸。

五藏所藏，心藏神，肺藏魄，肝藏魂，脾藏意，肾藏志。

五藏所主，心主脉，肺主皮，肝主筋，脾主肉，肾主骨，是谓五主。

五劳所伤，久视伤血，久卧伤气，久坐伤肉，久立伤骨，久行伤筋。

血气形志篇曰：夫人之常数，太阳常多血少气，少阳常少血多气，阳明常多气多血，少阴常少血多气，厥阴常多血少气，太阴常多气少血。

足太阳与少阴为表里，少阳与厥阴为表里，阳明与太阴为表里，是为足阴阳也。手太阳与少阴为表里，少阳与心主为表里，阳明与太阴为表里，是为手之阴阳也。

离合真邪论曰：天有宿度，地有经水，人有经脉，天地温和则经水安静；天寒地冻则经水凝泣；天暑地热则经水沸溢；卒风暴起则经水波涌而陇起。夫邪之入于脉也，寒则血凝泣，暑则气淖泽，虚邪因而入客，亦如经水之得风也，经之动脉，其至也，亦时陇起，其行于脉中循循然。

邪之新客，来也未有定处，推之则前，引之则止，逢而泻之，其病立已。

通评虚实论曰：邪气盛则实，精气夺则虚。

太阴阳明论曰：阳受风气，阴受湿气，故阴气从足上行至头，而下行循臂至指端。阳气从手，上行至头，而下行至足。

王注：是所谓更逆，更从也。灵枢经曰：手之三阴，从藏走手，手之三阳，从手走头，足之三阳，从头走足，足之三阴，从足走腹，所行而异，故更逆。更从也。

伤于风者，上先受之；伤于湿者，下先受之。

脾病而四支不用，何也？曰：四支皆禀气于胃，而不得至经，必因于脾，乃得禀也。今脾病不能为胃行其津液，四支不得禀水谷气，气日以衰，脉道不利，筋骨饥肉皆无气以生，故不用焉。

脾与胃以膜相连耳，而能为之行其津液，何也？曰：足太阴者，三阴也。其脉贯胃，属脾，络嗌，故太阴为之行气于三阴。阳明者，表也，五藏六府之海也，亦为之行气于三阳。藏府各因其经，而受气于阳明，故为胃行其津液，四支不得禀水谷气，日以益衰，阴道不利，筋骨肌肉无气以生，故不用焉。

阳明者，胃脉也。胃者，土也。故闻木音而惊者，土恶木也。

病甚则弃衣而走，登高而歌，或至不食数日，踰垣上屋，所上之处皆非其素所能也，病反能者，何也？曰：四支者，诸阳之本也，阳盛则四支实，实则能登高也。热盛于身，故弃衣欲走也。

阳盛则使人妄言、骂詈、不避亲疏、而不欲食，不欲食，故妄走也。

王注：足阳明胃脉，下膈，属胃，络脾，足太阴脾脉，入腹，属脾络，胃上膈，侠咽，连舌本，散舌下，故病如是。

热论篇曰：今夫热病者，皆伤寒之类也。

王注：寒者，冬气也。冬时严寒，万类深藏，君子固密，不伤于寒，触冒之者，乃名伤寒。其伤于四时之气，皆能为病，以伤寒为毒者，最乘杀厉之气，中而即病，名曰伤寒；不即病者，寒毒藏于肌肤，至夏至前变为温病；夏至后变为热病，然其发起，皆为伤寒致之，故曰热病者皆伤寒之类也。

人之伤于寒也，则为病热。

王注：寒毒薄于皮肤，阳气不得散发，而内怫结，故伤寒者反为病热。

其两感于寒而病者，必不免于死。

王注：藏府相应，而俱受寒谓之两感。

伤寒一日，巨阳受之，故头项痛腰脊强。二日阳明受之，阳明主肉，其脉侠鼻络于目，故身热目疼而鼻干，不得卧也。三日少阳受之，少阳主胆，其脉循胁络于耳，故胸胁痛而耳聋，三阳经络皆受其病，而未入于藏者，故可汗而已。四日太阴受之，太阴脉布胃中，络于嗌，故腹满而嗌干。五日少阴受之，少阴脉贯肾络于肺，系舌本，故口燥舌干而渴。六日厥阴受之，厥阴脉循阴器而络于肝，故烦满而囊缩。三阴三阳五藏六府皆受病，荣卫不行，五藏不通则死矣。

其不两感于寒者。七日巨阳病衰，头痛少愈。八日阳明病衰，身热少愈。九日少阳病衰，耳聋微闻。十日太阴病衰，腹减如故，则思饮食。十一日少阴病衰，渴止不满，舌干已而嚏。十二日厥阴病衰，囊纵少腹微下，大气皆去，病日已矣。

王注：大气谓大邪之气也。

热病已愈，时有所遗者，何也？曰：热甚而强食之，故有所遗也。若此者，皆病已衰，而热有所藏，因其谷气相薄，两热相合，食内则复，多食则遗，此其禁也。

两感于寒者，病一日，则巨阳与少阴俱病，则头痛口干而烦满。二日则阳明与太阴俱病，则腹满身热，不欲食，谵言。三日则少阳与厥阴俱病，则耳聋囊缩而厥，水浆不入，不知人。六日死。

凡病伤寒而成温者，先夏至日者为病温，后夏至日者为病暑，暑当与汗皆出勿止。

刺热篇曰：肝热病者，小便先黄，腹痛，多卧身热；热争则狂言及惊，胁满痛，手足躁，不得安卧，其逆则头痛员员，脉引冲头也。心热病者，先不乐，数日乃热；热争则卒心痛，烦闷，善呕，头痛，面赤，无汗；脾热病者，先头重颊痛，烦心颜青，欲呕，身热；热争则腰痛不可用俛仰，腹满泄，两颊痛：肺热病者，先淅然，厥起毫毛，恶风寒，舌上黄，身热；热争则喘咳，痛走胸膺背，不得大息，头痛不堪，汗出而寒；肾热病者，先腰痛，胻酸，苦渴，数饮，身热；热争则项痛而强，胻寒且酸，足下热，不欲言，其逆则项痛，员员澹澹然。

肝热病者，左颊先赤；心热病者，颜先赤；脾热病者，鼻先赤；肺热病者，右颊先赤，肾热病者，颐先赤。

王注：经络虽已受热，而神藏犹未纳邪，邪正相搏，故云争也。

评热病论曰：有病温者，汗出辄复热，而脉躁疾，不为汗衰，狂言不能食，病名阴阳交。交者，死。人所以汗出者，皆生于谷，谷生于精，今邪气交争于骨肉而得汗者，是邪却而精胜也。精胜则当能食，而不复热。复热者，邪气也。汗者精气也，今汗出而辄复热者，是邪胜也。不能食者，精无俾也。

王注：交谓交合阴阳之气，不分别也。

王注：无俾，言无可使为汗也，谷不化则精不生，精不化流故无可使。

汗出而身热者，风也汗出而烦满不解者，厥也。病名曰风厥。

劳风为病，法在肺下。使人强上冥视，唾出若涕，恶风而振寒，咳出青黄涕，其状如脓，大如弹丸，从口中若鼻中出，不出则伤肺，伤肺则死也。

王注：劳谓肾劳也，肾脉者，从肾上贯肝膈，入肺中，故肾劳风生，上居肺下也。

王注：强上，好仰也。冥视谓合眼视不明也。

王注：膀胱脉起于目内眦，上额交巅，上入络脑，还出别下项，循肩髆内，侠脊抵腰中，入循膂络肾，今肾精不足，外吸膀胱，膀胱气不能上营，故使人头项强而视不明也。

王注：膀胱与肾为表里，吸引精气，上攻于肺。当咳出稠涕，其色青黄如脓状。平调咳者，从咽而上出于口，暴卒咳者，气冲突于蓄门而出于鼻。夫如是者，皆肾气劳竭，肺气内虚，阳气奔迫之所为，故不出则伤肺也。肺伤则荣卫散解，魄不内治故死。

新校正云：卒暴咳者，气冲突于蓄门而出于鼻。按难经七冲门无蓄门之名，疑是贲门。杨操云：贲者，膈也。胃气之所出，胃出谷气以传于肺，肺在膈上，故胃为贲门。

邪之所凑，其气必虚。阴虚者，阳必凑之，故少气时热而汗出也。小便黄者，少腹中有热也。不能正偃者，胃中不和也。正偃则咳甚，上迫肺也。诸有水气者，微肿先见于目下也。帝曰：何以言？岐伯曰：水者，阴也，目下亦阴也。腹者，至阴之所居，故水在腹者，必使目下肿也，真气上逆故口苦、舌干、卧不得正偃，正偃则咳出清水也。诸水病者，故不得卧，卧则惊，惊则咳甚也。

腹中鸣者，病本于胃也。薄脾则烦不能食，食不下者，胃脘隔也。身重难以行者，胃脉在足也。月事不来者，胞脉闭也。胞脉者属心，而络于胞中。今气上迫肺，心气不得下通，故月事不来也。

王注：心者，阳藏也，其脉行于臂手。肾者，阴藏也，其脉循于胸足。肾不足则心气有余，故手热矣。又以心肾之脉，俱是少阴脉也。

逆调论曰：身热而烦满者，阴气少而阳气胜也。

人身非衣寒也，中非有寒气也，寒从中生者，是人多痹气也。阳气少阴气多，故身寒如从水中出。

人有四支热，逢风寒如灸如火者，阴气虚，阳气盛。四支者，阳也，两阳相得，而阴气虚少，少木不能灭盛火，而阳独胜耳。

人有身寒，汤火不能热，厚衣不能温，然不冻栗。是人者，素肾气胜，以水为事。太阳气衰，肾脂枯不长，一水不能胜两火，肾者，水也，而生于骨，肾不生则髓不能满，故寒甚至骨也。所以不能冻栗者，肝一阳也，心二阳也，肾孤藏也。一水不能胜二火，故不能冻栗，病名曰骨痹，是人当挛节也。

荣气虚则不仁，卫气虚则不用，荣卫俱虚则不仁且不用。

不得卧而息有音者，是阳明之逆也，足三阳者下行，今逆而上行，故息有音也。阳明者，胃脉也，胃者六府之海，其气亦下行，阳明逆，不得从其道，故不得卧也。下经曰：胃不和则卧不安，此之谓也。

夫起居如故，而息有音者，此肺之络脉逆也，络脉不得随经上下，故留经而不行。络脉之病人也微，故起居如故，而息有音也。夫不得卧，卧则喘者，是水气之客也，夫水者，循津液而流也，肾者水藏，主津液主卧与喘也。

疟论曰：痎疟皆生于风，其蓄作有时。始发也，先起于毫毛伸欠，乃作寒栗鼓颔，腰脊俱痛，寒去则内外皆热，头痛如破，渴欲冷饮。何气使然？曰：阴阳上下交争，虚实更作，阴阳相移也。阳并于阴，则阴实而阳虚，阳明虚则寒栗鼓颔也。巨阳虚则腰背头项痛，三阳俱虚则阴气胜，阴气胜则骨寒而痛，寒生于内，故中外皆寒。阳盛则外热，阴虚则内热，外内皆热则喘而渴，故欲冷饮也。此皆得之夏伤于暑，热气盛藏于皮肤之内，肠胃之外，此荣气之所舍也。此令人汗空疏，腠理开，因得秋气，汗出遇风，及得之以浴，水气舍于皮肤之内，与卫气并居，卫气者，昼日行于阳夜行于阴，此气得阳而外出，得阴而内薄，内外相薄，是以日作。

其间日而作者，气之舍深，内薄于阴，阳气独发，阴邪内著，阴与阳争，不得出，是以间日而作也。

帝曰：善；其作日宴，与其日早者，何气使然？岐伯曰：邪气客于风府，循膂而下。卫气一日一夜大会于风府，其明日日下一节，故其作也晏。此先客于脊背也。每至于风府，则腠理开，腠理开则邪气入，邪气入则病作，以此日作稍益晏也。

其出于风府，日下一节，二十五日下至骶骨，二十六日入于脊内，注于伏膂之脉，其气上行，九日出于缺盆之中，其气日高，故作日益早也。其间日发者，由邪气内薄于五藏，横连募原也。其道远，其气深，其行迟，不能与卫气俱行，不得皆出，故间日乃作也。

王注：阳气者，下行极而上；阴气者，上行极而下。故曰：阴阳上下交争也。阳虚则外寒，阴虚则内热，阳盛则外热，阴盛则内寒，由此寒去热生，则虚实更作，阴阳之气相移易也。

风之与疟，相似同类。风气留其处，故常在，疟气随经络，沉以内薄，故卫气应乃作。

寒者，阴气也。风者，阳气也。先伤于寒而后伤于风，故先寒而后热也。病以时作，名曰寒疟。先伤于风而后伤于寒，故先热而后寒也。亦以时作，名曰温疟。

其但热而不寒者，阴气先绝，阳气独发，则少气烦冤手足热而欲呕，名曰瘅疟。

其间日者，邪气与卫气客于六府，而有时相失，不能相得，故休数日乃作也。疟者阴阳更胜也，或甚或不甚，故或渴或不渴。

温疟者，得之冬中于风，寒气藏于骨髓之中，至春则阳气大发，邪气不能自出，因遇大暑，脑髓烁，肌肉消，腠理发泄，或有所用力，邪气与汗皆出，此病藏于肾，其气先从内出之于外也。如是者阴虚而阳盛，阳盛则热矣；衰则气复反入，入则阳虚，阳虚则寒矣，故先热而后寒，名曰温疟。

瘅疟者，肺素有热，气盛于身，厥逆上冲，中气实而不外泄，因有所用力，腠理开，风寒舍于皮肤之内，分肉之间而发，发则阳气盛，阳气盛而不衰则病矣。其气不及于阴，故但热而不寒，气内藏于心，而外舍于分肉之间，令人消烁脱肉，故命曰瘅疟。

刺疟篇曰：足太阳之疟，令人腰痛头重，寒从背起，先寒后热，熇熇暍暍然，热止汗出难已。

足少阳之疟，令人身体解㑊，寒不甚，热不甚，恶见人，见人心惕惕然，热多汗出甚。足阳明之疟，令人先寒洒淅，洒淅寒甚久乃热，热去汗出，喜见日月光火气乃快然。

足太阴之疟，令人不乐，好太息，不嗜食，多寒热，汗出，病至则善呕，呕已乃衰。

足少阴之疟，令人呕吐甚，多寒热，热多寒少，欲闭户牖而处，其病难已。

足厥阴之疟，令人腰痛，少腹满，小便不利，如癃状，非癃也。数便，意恐惧，气不足，腹中悒悒。

肺疟者，令人心寒，寒甚热，热间善惊，如有所见。

心疟者，令人烦心甚，欲得清水，反寒多不甚热。

肝疟者，令人色苍苍然，太息，其状若死。

脾疟者，令人寒，腹中痛，热则肠中鸣，鸣已汗出。

肾疟者，令人洒洒然，腰脊痛宛转，大便难，目恂恂然手足寒。

胃疟者，令人且病也，善饥而不能食，食而支满腹大。

心移寒于肺，为肺消。肺消者，饮一溲二，死不治。

肺移寒于肾，为涌水。涌水者，按腹不坚，水气客于大肠，疾行则鸣濯濯，如囊裹浆水之病也。

心移热于肺，传为膈消。

王注：心肺两间，中有斜膈膜，膈膜下际，内连于横膈膜，故心热入肺，久久传化，内为膈热，消渴而多饮也。

胞移热于膀胱，则癃溺血

大肠移热于胃，善食而瘦，人谓之食亦。胃移热于胆，亦曰食亦。

胆移热于脑，则辛颎鼻渊。鼻渊者，浊涕下不止也。传为衄衊瞑目，故得之气厥也。

咳论曰：五藏六府皆令人咳，非独肺也。皮毛者，肺之合。皮毛先受邪气，邪气以从其合。

肺咳之状，咳而喘息有音，甚则唾血。心咳之状，咳则心痛，喉中介介如梗状，甚则咽肿喉痹。肝咳之状，咳则两胁下痛，甚则不可以转，转则两胠下满。脾咳之状，咳则右胁下痛，阴阴引肩背，甚则不可以动，动则咳剧。肾咳之状，咳则腰背相引而痛，甚则咳涎。

五藏之久咳乃移于六府，脾咳不已则胃受之，胃咳之状，咳而呕，呕甚则长虫出。肝咳不已则胆受之，胆咳之状，咳呕胆汁。肺咳不已则大肠受之，大肠咳状咳而遗失。心咳不已则小肠受之，小肠咳状，咳而失气，气与咳俱失。肾咳不已则膀胱受之，膀胱咳状，咳而遗溺。久咳不已则三焦受之，三焦咳状，咳而腹满不欲食饮。此皆聚于胃，关于肺，使人多涕唾而面浮肿气逆也。

王注：三焦者，非谓手少阳也。正谓上焦中焦耳。何者？上焦者，出于胃上口，并咽以上，贯膈布胸中走腋，中焦者，亦至于胃口，出上焦之后，此所受气者，泌糟粕蒸津液，化其精微，上注于肺，脉乃化而为血，故言皆聚于胃，关于肺也。两焦受病，则邪气熏肺，而肺气满，故使人多涕唾而面浮肿气逆也。

举痛论曰：寒气客于脉外，则脉寒，脉寒则缩蜷，缩蜷则脉绌急，绌急则外引小络，故卒然而痛。得炅则痛立止，因重中。于寒则痛久矣。

寒气客于经脉之中，与炅气相薄则脉满，满则痛而不可按也。寒气稽留，炅气从上，则脉充大而血气乱，故痛甚不可按也。

寒气客于肠胃之间，膜原之下，血不得散，小络急引，故痛。按之则血气散，故按之痛止。

寒气客于侠脊之脉，则深按之不能及，故按之无益也。

寒气客于冲脉，冲脉起于关元，随腹直上，寒气客则脉不通，脉不通则气因之，故喘动应手矣。

寒气客于背俞之脉，则血脉涩，脉涩则血虚，血虚则痛，其俞注于心，故相引而痛，按之则热气至，热气至则痛止矣。

寒气客于厥阴之脉，厥阴之脉者，络阴器系于肝，寒气客于脉中，则血涩脉急，故胁肋与少腹相引痛矣。

厥气客于阴股，寒气上及少腹，血涩在下相引，故腹痛引阴股。

寒气客于小肠膜原之间，络血之中，血涩不得注于大经，血气稽留不得行，故宿昔而成积矣。

寒气客于五藏，厥逆上泄，阴气竭，阳气未入，故卒然痛死不知人，气复反则生矣。

寒气客于肠胃，厥逆上出，故痛而呕也。寒气客于小肠，小肠不得成聚，故后泄腹痛矣。

热气留于小肠，肠中痛，瘅热焦渴，则坚干不得出，故痛而闭不通矣。

百病生于气也，怒则气上，喜则气缓，悲则气消，恐则气下，寒则气收，炅则气泄，惊则气乱，劳则气耗，思则气结。

怒则气逆，甚则呕血及飧泄，故气上矣。

喜则气和志达，荣卫通利故气缓矣。

悲则心系急，肺布叶举而上焦不通，荣卫不散，热气在中，故气消矣。

恐则精却，却则上焦闭，闭则气还，还则下焦胀，故气不行矣。寒则腠理闭，气不行，故气收矣。

炅则腠理开，荣卫通，汗大泄，故气泄。

惊则心无所倚，神无所归，虑无所定，故气乱矣。

劳则喘息汗出，外内皆越，故气耗矣。

思则心有所存，神有所归，正气留而不行，故气结矣。

石药发瘨，芳草发狂。

何以知怀子之且生也？岐伯曰：身有病而无邪脉也。

风论篇曰：风者百病之长也，至其变化乃为他病。

肺风之状，多汗恶风，色皏然白，时咳短气，昼日则差，暮则甚；诊在眉上，其色白。

心风之状，多汗恶风，焦绝，善怒吓，赤色，病甚则言不可快，诊在口，其色赤。

肝风之状，多汗恶风，善悲，色微苍，嗌干，善怒，时憎女子，诊在目下，其色青。

脾风之状，多汗恶风，身体怠惰，四支不欲动，色薄微黄，不嗜食，诊在鼻上，其色黄。

肾风之状，多汗恶风，面痝然浮肿，脊痛不能正立，其色炲，隐曲不利，诊在肌上，其色黑。

胃风之状，颈多汗恶风，食饮不下，膈塞不通，腹善满，失衣则䐜胀，食寒则泄，诊形瘦而腹大。

首风之状，头面多汗恶风，当先风一日，则病甚，头痛不可以出内，至其风日则病少愈。

漏风之状，或多汗，常不可单衣，食则汗出，甚则身汗喘息，恶风，衣常濡，口干善渴不能劳事。

泄风之状，多汗，汗出泄衣上，口中干，上渍其风，不能劳事，身体尽痛则寒。

痹论曰：风寒湿三气杂至，合而为痹也。其风气胜者为行痹，寒气胜者为痛痹，湿气胜者为着痹也。帝曰：其有五者何也？岐伯曰：以冬遇此者为骨痹，以春遇此者为筋痹，以夏遇此者为脉痹，以至阴遇此者为肌痹，以秋遇此者为皮痹。

帝曰：内舍五藏六府，何气使然？岐伯曰：五藏皆有合病，久而不去者，内舍于其合也。故骨痹不已，复感于邪，内舍于肾。筋痹不已，复感于邪，内舍于肝。脉源不已，复感于邪，内舍于心。肌痹不已，复感于邪，内舍于脾。皮痹不已，复感于，邪内舍于肺。

所谓痹者，各以其时，重感于风寒湿之气也。凡痹之客五藏者，肺痹者，烦满喘而呕；心痹者，脉不通，烦则心下鼓暴，上气而喘，嗌干善噫，厥气上则恐；肝痹者，夜卧则惊，多饮，数小便，上为引如怀；肾痹者，善胀，尻以代踵，脊以代头；脾痹者，四支解堕，发咳呕汁，上为大塞；肠痹者，数饮而出不得，中气喘争，时发飧泄；胞痹者，少腹膀胱，按之内痛，若沃以汤涩于小便，上为清涕。

饮食自倍，肠胃乃伤。

荣卫之气亦令人痹乎？曰：荣者水谷之精气也；和调于五藏，洒陈于六府，乃能入于脉也。故循脉上下，贯五藏络六府也。卫者水毅之悍气也。其气慓疾滑利，不能入于脉也。故循皮肤之中，分肉之间，熏于肓膜，散于胸腹，逆其气则病，从其气则愈，不与风寒湿气合，故不为痹。

痿论曰：五藏使人痿何也？曰：肺主身之皮毛，心

186

主身之血脉，肝主身之筋膜，脾主身之肌肉，肾主身之骨髓，故肺热叶焦，则皮毛虚弱急薄，着则生痿躄也。心气热，则下脉厥而上，上则下脉虚，虚则生脉痿，枢折挈胫纵而不任地也。肝气热则胆泄口苦，筋膜干，筋膜干则筋急而挛，发为筋痿。脾气热则胃干而渴，肌肉不仁发为肉痿；肾气热则腰脊不举，骨枯而髓减，发为骨痿。

治痿者，独取阳明何也？曰：阳明者，五藏六府之海，主润宗筋，宗筋主束骨，而利机关也。

冲脉者，经脉之海也，主渗灌溪谷，与阳明合于宗筋，阴阳总宗筋之会，会于气街，而阳明为之长，皆属于带脉，而络于督脉，故阳明虚则宗筋纵，带脉不引，故足痿不用也。

厥论曰：阳气衰于下则为寒厥；阴气衰于下则为热厥。热厥之为热也，必起于足下者，阳气起于足五指之表，阴脉者，集于足下而聚于足心，故阳气胜则足下热也。

寒厥之为寒也，必从五指而上于膝者，阴气起于五指之里集于膝下，而集于膝上，故阴气胜则从五指至膝上寒，其寒也，不从外皆从内也。

王注：厥谓气逆上也。

王注：阳谓足之三阳脉，阴谓足之三阴脉，下谓足也。

王注：大约而言之，足太阳脉，出于足小指之端外侧，足少阳脉出于足小指次指之端，足阳明脉，出于足中指及大指之端，并循足阳而上肝脾，肾脉集于足下，聚于足心，阴弱故足下热也。

病能论曰：肺气盛则脉大，脉大则不得偃卧。

奇病论曰：人有重身，九月而瘖何也？曰：胞之络脉绝也。胞络者，系于肾少阴之脉，贯肾系舌本，故不能言。治之奈何？曰：无治也当十月复。

有病口甘者，病名脾瘅，此肥美之所发也，此人必数食甘美而多肥也，肥者令人内热，甘者令人中满，故其气上溢，转为消渴。治之以兰，除陈气也。

有病口苦者，病名胆瘅，夫肝者，中之将也，取决于胆，咽为之使，此人者，数谋虑不决，故胆虚，气上溢，而口为之苦。

刺禁论曰：愿闻禁数。曰：藏有要害不可不察。

皮部论曰：凡十二经络脉者，皮之部也。百病之始生也，必先于皮毛，邪中之则腠理开，开则入客于络脉，留而不去，传入于经，留而不去，传入于府，禀于肠胃。

王注：廪，积也，聚也。

气穴论曰：气穴三百六十五，以应一岁。

藏俞五十穴，府俞七十二穴，热俞五十九穴，水俞五十七穴，及头上中胭至阴阳跻凡三百六十五穴，针之所由行也。

孙络三百六十五穴会，亦以应一岁，以溢奇邪，以通荣卫，荣卫稽留，卫散荣溢，气竭血着，外为发热，内为少气。

肉之大会为谷，肉之小会为溪，肉分之间，溪谷之会，以行荣卫，以会大气，邪溢气壅，脉热肉败，荣卫不行，必将为脓，内销骨髓，外破大胭，留于节凑，必将为败。

溪谷三百六十五穴会，亦应一岁，孙络之脉别经者，其血盛而当泻者，亦三百六十五脉，并注于络，传注十二，络脉非独十四络脉也。

王注：十四络者，谓十二经络兼任脉督脉之络也。脾之大络，起自于脾，故不并言之也。

气府论曰：五藏之俞各五，六府之俞各六。

王注：肺俞在第三椎下两傍，侠脊。心俞在第五椎下两傍；肝俞在第九椎下两傍；脾俞在第十一椎下两傍；肾俞在第十四椎下两傍；胆俞在第十椎下两傍；胃俞在第十二椎下两傍，三焦俞在第十三椎下两傍；大肠俞在第十六椎下两傍；小肠俞在第十八椎下两傍；膀胱俞在第十九椎下两傍。

骨空论曰：任脉者，起于中极之下，以上毛际，循腹里，上关元，至咽喉，上颐循面入目。冲脉者，起于气街，并少阴之经，侠齐上行，至胸中而散。

任脉为病，男子内结七疝，女子带下瘕聚。冲脉为病，逆气里急。督脉为病，脊强反折。督脉者，起于少腹，以下骨中央，女子入系廷空，其孔溺孔之端也，其络循阴器，合篡间，绕篡后。

王注：任脉、冲脉皆奇经也，任脉当齐中，而上行。冲脉侠齐两傍，而上行。

水热穴论曰：少阴何以主肾，肾何以主水？曰：肾者至阴也，至阴者，盛水也。肺者太阴也。少阴者，冬脉也。故其本在肾，其末在肺，皆积水也。

肾何以能聚水？曰：胃之关也，关门不利，故聚水而从其类也。上下溢于皮肤，故为附肿。

王注：肾少阴脉，从肾上贯肝膈入肺中，故云其本在肾，其末在肺也。肾气上逆，则水气客于肺中。

王注：关者，所以司出入也。肾主下焦，膀胱为府，主其分注关窍二阴，故肾气化则二阴通，二阴闭则胃填满，故云肾者，胃之关也。关闭则水积，水积则气停，气停则水生，水生积则气溢，灵枢曰：下焦溢为水。

调经论曰：有余泻之，不足补之，其余有五，不足亦有五。神有余有不足，气有余有不足，血有余有不足，形有余有不足，志有余有不足，凡此十者，其气不等也。

王注：神属心，气属肺，血属肝，形属脾，志属肾。以各有所宗，故不等也。

人有精气津液，四支九窍；五藏十六部，三百六十五节，乃生百病，百病之生，皆有虚实。

王注：针经曰：两神相薄，合而成形，当先身生，是谓精。上焦开发，宣五谷味，熏肤充身泽毛，若雾露之溉，是谓气。腠理发泄，汗出凑理，是谓津液之渗于空窍，留而不行者，为液也。

心藏神，肺藏气，肝藏血，脾藏肉，肾藏志，而此成形，志意通，内连骨髓，而成身形五藏。五藏之道，皆出于经隧，以行血气，血气不和，百病乃变化而生，是故守经隧焉。

王注：隧，潜道也。经脉伏行而不见，故谓之经隧焉。

神有余，则笑不休，神不足，则悲。

王注：针经曰：心藏脉，脉舍神，心气虚则悲，实则笑不休。

气有余则喘咳上气，不足则息利少气；血有余则怒，不足则恐；形有余则腹胀，泾溲不利；不足则四支不用。

王注：泾大便，溲小便也。杨上善云：泾作经，妇人月经也。

志有余，则腹胀飧泄，不足则厥。

王注：针经曰：肾藏精，精含志，肾气虚则厥，实则胀，胀谓胀起。厥谓逆行上冲也。足少阴脉下行，今气不足，故随冲脉逆行而上冲也。

气血以并，阴阳相倾，气乱于卫，血逆于经，血气离居，一实一虚，血并于阴，气并于阳，故为惊狂。血并于阳，气并于阴，乃为炅中。血并于上，气并于下，心烦惋善怒。血并于下，气并于上，乱而喜忘。

王注：卫行脉外，故气乱于卫，血行经内，故血逆于经，血气不和，故一虚一实。

王注：炅热也。

王注：上谓膈上，下谓膈下。

气之所并为血虚，血之所并为气虚。

血之与气并走于上，则为大厥，厥则暴死，气复反则生，不反则死。

邪之生也，或生于阴，或生于阳，其生于阳者，得之风雨寒暑。其生于阴者，得之饮食居处，阴阳喜怒。

风雨之伤人也，先客于皮肤，传入于孙脉，孙脉满则传入于络脉，络脉满则输于大经脉，血气与邪，并客于分腠之间，其脉坚大，故曰实。实者外坚充满，不可按之，按之则痛。

寒湿之中人也，皮肤不收，肌肉坚紧，荣血泣，卫气去，故曰虚。虚者聂辟气不足，按之则气足以温之，故快然而不痛。

王注：不收，不仁也。

喜怒不节则阴气上逆，上逆则下虚，下虚则阳气走之，故曰实矣。喜则气下，悲则气消，消则脉虚空，因寒饮食，寒气熏满则血泣气去，故曰虚矣。阳虚则外寒者，阳受气于上焦，以温皮肤分肉之间，令寒气在外，则上焦不通，上焦不通，则寒气独留于外，故寒栗。

阴虚生内热者，有所劳倦，形气衰少，谷气不盛，上焦不行，下脘不通，胃气热，热气熏胸中故内热。

阳盛生外热者，上焦不通利，则皮肤致密，腠理闭塞，玄府不通，卫气不得泄越，故外热。

阴盛生内寒者，厥气上逆，寒气积于胸中，而不泻，不泻则温气去，寒独留则血凝泣，泣凝则脉不通，其脉盛大以涩，故中寒。

谬刺论曰：邪之客于形也，必先舍于皮毛，留而不去，入舍于孙脉，留而不去，入舍于络脉，留而不去，入舍于经脉，内连五藏，散于肠胃，阴阳俱感，五藏乃伤，此邪之从皮毛而入极于五藏之次也。

邪客于足少阴之络，令人卒心痛，暴胀，胸胁支满。邪客于手少阳之络，令人喉痹，舌卷，口干，心烦，臂外廉痛，手不及头。邪客于足厥阴之络，令人卒疝暴痛。邪客于足太阳之络，令人头项肩痛。邪客于手阳明之络，令人气满，胸中喘息，而支胠，胸中热。邪客于臂掌之间，不可得屈。邪客于足阳跷之脉，令人目痛，从内眦始。

人有所堕坠，恶血留内，腹中满胀，不得前后，先饮利药，此上伤厥阴之脉，下伤少阴之络。

邪客于手阳明之络，令人耳袭，时不闻音。邪客于足阳明之经，令人鼽衄，上齿寒。邪客于足少阳之络，令人胁痛，不得息，咳而汗出。邪客于足少阴之络，令人嗌痛，不可内食，无故善怒，气上走贲上。邪客于足太阴之络，令人腰痛，引少腹控䏚不可以仰息。邪客于足太阳之络，令人拘挛，背急，引胁而痛。邪客于足少阴之络，令人留于枢中，痛髀不可举。邪客于手足少阴、太阴，足阳明之络，此五络皆会于耳中，上络左角，五络俱竭，令人身脉皆动，而形无知也，其状若尸，或曰尸厥。

194

四时刺逆从论曰：刺不知四时之经，病之所生，以从为逆，正气内乱，与精相薄。中心一日死，其动为噫。中肝五日死，其动为语。中肺三日死，其动为咳。中肾六日死，其动为嚏欠。中脾十日死，其动为吞。

王注：杨上善云：狐夜不得尿，日出方得，人之所病与狐同，故曰狐疝。

标本病传论曰：夫病传者，心病先心痛，一日而咳，三日胁支痛，五日闭塞不通，身痛体重，三日不已死。肺病先喘咳，三日而胁支满痛，一日身重体痛，五日而胀，十日不已死。肝病先头目眩，胁支满，三日体重身痛，五日而胀，三日腰脊少腹痛，胫酸三日不已死。脾病先身痛，体重，一日而胀，二日少腹腰脊痛，胫酸，三日背胛筋痛，小便闭，十日不已死。肾病先少腹腰脊痛，胻酸，三日背胛筋痛，小便闭，三日腹胀，三日两胁支痛，三日不已死。胃病先胀满，五日少腹腰脊痛，胻酸，三日背胛筋痛，小便闭，五日身体重，六日不已死。膀胱病先小便闭，五日少腹胀腰脊痛，胻酸，一日腹胀，一日身体痛，二日不已死。诸病以次相传如是。

王注：五藏相移，皆如此，有缓传者，有急传者。缓者，故一岁二岁三岁而死，其次或三月，若六月而死。急者，一日二日三日四日或五六日而死，则此类也。寻此病传之法，皆五行之气，考其日数，理不相应。夫以五行为纪，以不胜之数传于所胜者，谓火传于金，当云一日，金传于木，当云二日，木传于土，当云四日，土传于水，当云三日，水传于火，当云五日也。若以已胜之数，传于不胜者，则木三日传于土，土五日传于水，水一日传于火，火二日传于金，金四日传于水，经之传日，似法三阴三阳之气。

玉机真藏论曰：五藏相通移，皆有次不治，三月，若六月，若三日，若六日，传而当死，此与同也。

天元纪大论曰：天有五行，御五位，以生寒暑燥湿风。人有五藏，化五气，以生喜怒思忧恐。

寒暑燥湿风火，天之阴阳也，三阴三阳上奉之。木火土金水火，地之阴阳也，生长化收藏，下应之。

王注：受燥故干性生焉，受暑故蒸性生焉，受风故动性生焉，受湿故润性生焉，受寒故坚性生焉，受火故温性生焉，此谓天之六气也。

东方生风，风生木，木生酸，酸生肝，肝生筋，筋生心，在地为化，化生五味，在天为风，在地为木，在体为筋，在藏为肝，其用为动，其色为苍，其味为酸，其志为怒，怒伤肝，悲胜怒，风伤肝，燥胜风，酸伤筋，辛胜酸。

南方生热，热生火，火生苦，苦生心，心生血，血生脾，其在天为热，在地为火，在体为脉，在气为息，在藏为心，其性为暑，其用为躁，其色为赤，其令郁蒸，其变炎烁，其味为苦，其志为喜，喜伤心，恐胜喜，热伤气，寒胜热，苦伤气，咸胜苦，中央生湿，湿生土，土生甘，甘生脾，脾生肉，肉生肺，其在天为湿，在地为土，在体为肉，在藏为脾，其性静，其色为黄，其味为甘，其志为思，思伤脾，怒胜思，湿伤肉，风胜湿，甘伤脾，酸胜甘。

西方生燥，燥生金，金生辛，辛生肺，肺生皮毛，皮毛生肾，其在天为燥，在地为金，在体为皮毛，在藏为肺，其性为凉，其色为白，其化为敛，其味为辛，其志为忧，忧伤肺，喜胜忧，热伤皮毛，寒胜热，辛伤皮毛，苦胜辛。

北方生寒，寒生水，水生咸，咸生肾，肾生骨髓，髓生肝，其在天为寒，在地为水，在体为骨，在气为坚，在藏为肾，其性为寒，其色为黑，其味为咸，其志为恐，恐伤肾，思胜恐，寒伤血，燥胜寒，咸伤血，甘胜咸。

六微旨大论曰：上下之位，气交之中，人之居也。

王注：自天之下，地之上，则二气交合之分也。

出入废则神机化灭，升降息则气立孤危，故非出入，则无以生长壮老已。非升降，则无以生长化收藏，是以升降出入无器不有。故器者，生化之宇，器散，则分之生化息矣。

王注：包藏生气者，皆谓生化之器，触物然矣。夫窍横者，皆有出入去来之气。窍竖者，皆有阴阳升降之气，往复于中，何以明之？则壁窗户牖，两面伺之，皆承来气冲击于人，是则出入气也。夫阳升则井寒，阴升则水暖，以物投井，及叶坠空中，翩翩不疾，皆升气所碍也。虚管溉满捻上悬之，水固不泄为无升气而不能降也。空瓶小口，顿溉不入，为气不出而不能入也。由是观之，升无所不降，降无所不升，无出则不入，无入则不出，夫群品之中，皆出入升降不失常守，而云非化者，未之有也。

气交变大论曰：岁木太过，风气流行，脾土受邪，民病飧泄，食减，体重，烦冤，肠鸣，腹支满，甚则忽忽善怒，眩冒巅疾。反胁痛而吐甚，冲阳绝者死。

岁火太过，炎暑流行，金肺受邪，民病疟，少气，咳喘，血溢，血泄，注下，嗌燥，耳聋，中热，肩背热，甚则胸中痛，胁支满，胁痛，膺背肩胛间痛，两臂内痛，身热骨痛而为浸淫。反谵妄狂越，咳喘息鸣，下甚血溢，泄不已，太渊绝者死。

岁土太过，雨湿流行，肾水受邪，民病腹痛，清厥，意不乐，体重，烦冤，甚则肌肉萎，足痿不收行，善瘛，脚下痛，饮发，中满食减，四支不举，腹满溏泄，肠鸣，反下甚，而太溪绝者死。

岁金太过，燥气流行，肝木受邪，民病两胁下少腹痛，目赤痛，眦疡，耳无所闻，肃杀而甚，则体重，烦冤，胸痛引背，两胁满，且痛引少腹，甚则喘咳逆气，肩背痛，尻阴股膝髀腨胻足皆病，反暴痛，胠胁不可反侧，咳逆，甚而血溢，太冲绝者死。

岁水太过，寒气流行，邪害心火，民病身热，烦心，躁悸，阴厥，上下中寒，谵妄，心痛，寒气早至，甚则腹大胫肿，喘咳，寖汗出，憎风，病反腹满肠鸣，溏泄，食不化，渴而妄冒，神门绝者死。

王注：胁反痛，木乘土也。冲阳胃脉也。木气胜而土气乃绝。

王注：太渊肺脉也。火胜而金绝。

王注：太溪肾脉也。土胜而水绝。

王注：太冲肝脉也。金胜而木绝。

王注：神门心脉也。水胜而火绝。

岁木不及，燥迺大行，民病中清，胠胁痛，少腹痛，肠鸣溏泄，复则炎暑流火，病寒热疮疡，痱胗痈痤。

岁火不及，寒迺大行，民病胸中痛，胁支满，两胁痛，膺背肩胛间及两臂内痛，郁冒蒙昧，心痛暴瘖，胸腹大，胁下与腰背相引而痛，甚则屈不能伸，髋髀如别，复则埃郁，病鸳溏，腹满，食饮不下，寒中，肠鸣，泄注，腹痛，暴挛痿痹，足不任身。

岁土不及，风逎大行，民病飧泄，霍乱，体重，腹痛，筋骨繇复，肌肉瞤酸，善怒，复则胸胁暴痛，下引少腹，善太息。

岁金不及，炎火逎行，民病肩背瞀重，鼽嚏，血便注下，复则阴厥且格，阳反上行，头脑户痛，延及脑顶发热，民病口疮，甚则心痛。

岁水不及，湿逎大行，民病腹满，身重，濡泄，寒疡流水，腰股痛发，腘腨股膝不便，烦冤，足痿，清厥，脚下痛，甚则跗肿，藏气不政，肾气不衡，民病寒疾于下，甚则腹满浮肿，复则面色时变，筋骨并辟，肉瞤瘈，目视𥇢𥇢，物疏莹，肌肉胗发，气并膈中，痛于心腹。

木不及春，有惨凄残贼之胜，夏有炎暑燔烁之复，其眚东。其藏肝，其病内舍胠胁，外在关节。火不及，夏有惨凄凝冽之胜，则不时有埃昏大雨之复，其眚南。其藏心，其病内舍膺胁，外在经络。土不及，四维有振拉飘腾之变，则秋有肃杀霖霪之复，其眚四维。其藏脾，其病内舍心腹，外在肌肉四支。金不及，夏有炎烁燔燎之变，则秋有冰雹霜雪之复，其眚西。其藏肺，其病内舍膺胁肩背，外在皮毛。水不及，四维有埃昏骤注之变，则不时有飘荡振拉之复，其眚北。其藏肾，其病内舍腰脊骨髓，外在溪谷踹膝。

五常政大论曰：生化之别有五气、五味、五色、五类、五宜也。

王注：五气谓臊焦香腥腐也，五味谓酸苦辛咸甘也，五色谓青黄赤白黑也，五类有二矣；其一者谓毛羽倮鳞介，其二者谓燥湿液坚软也，夫如是，等于万物之中，互有所宜。

故各有制，各有胜，各有生，各有成，寒热燥湿不同其化也。

上取下取，内取外取，以求其过，能毒者以厚药，不胜毒者以薄药，此之谓也。

气反者，病在上，取之下，病在下，取之上，病在中，傍取之。

治热以寒，温而行之，治寒以热，凉而行之，治温以清冷而行之，治清以温热而行之。

病有久新，方有大小，有毒无毒，固宜常制矣。大毒治病，十去其六，常毒治病，十去其七，小毒治病，十去其八，无毒治病，十去其九，谷肉果菜，食养尽之，无使过之伤其正也。

王注：大毒之性烈，其为伤也多。少毒之性和，其为伤也少。常毒之性减大毒之性一等，加小毒之性一等，所伤可知也。故至约必止之，以待来证尔。然无毒之药，性虽平和，久而多之，则气有偏胜，则有偏绝，久攻之则藏气偏弱，既弱且困不可长也。故十去其九而止，服至约已，则以五谷五肉五果五菜，随五藏宜者食之，已尽其余病，药食兼行亦通也。

六元正纪大论曰：土郁之发，民病心腹胀，肠鸣而为数后，甚则心痛胁膜，呕吐霍乱，饮发注下，胕肿身重。

金郁之发，民病咳逆，心胁满，引少腹，善暴痛，不可反侧，嗌干，面尘色恶。

水郁之发，阳气迺辟，阴气暴举，大寒迺至，民病寒客心痛，腰雕痛，大关节不利，屈伸不便，善厥逆，痞坚腹满。

木郁之发，民病胃脘当心而痛，上支两胁，膈咽不通，食饮不下，甚则耳鸣眩转，目不识人，善暴僵仆。

火郁之发，民病少气，疮疡痈肿，胁腹胸背，面首四支，腫愤胪胀，疡痱呕逆，瘛疭骨痛，节迺有动，注下温疟，腹中暴痛，血溢流注，精液迺少，目赤心热，甚则瞀闷懊恼，善暴死。

春气西行，夏气北行，秋气东行，冬气南行。

王注：观万物生长收藏如斯言，故至高之地，冬气常在。至下之地，春气常在。风胜则动，热胜则肿，燥胜则干，寒胜则浮，湿胜则濡泄，甚则水闭胕肿。

妇人重身，毒之何如？曰：有故无殒，亦无殒也。大积大聚，其可犯也。衰其大半而止，过者死。

木郁达之，火郁发之，土郁夺之，金郁泄之，水郁折之，然调其气。

至真要大论曰：风淫于内，治以辛凉，佐以苦，以甘缓之，以辛散之，热淫于内，治以咸寒，佐以甘苦，以酸收之，以苦发之。湿淫于内，治以苦热，佐以酸淡，以苦燥之，以淡泄之。火淫于内，治以咸冷，佐以苦辛，以酸收之，以苦发之。燥淫于内，治以苦温，佐以甘辛，以苦下之。寒淫于内，治以甘热，佐以苦辛，以咸泻之，以辛润之，以苦坚之。

治诸胜复，寒者热之，热者寒之，温者清之，清者温之，散者收之，抑者散之，燥者润之，急者缓之，坚者软之，脆者坚之，衰者补之，强者泻之，各安其气，必清必静则病气衰去，身半以上其气三矣，天之分也，天气主之。身半以下其气三矣，地之分也。地气主之，以名命气，以气命处，而言其病半，所谓天枢也。

王注：身之半正谓齐中也，或以腰为身半，是以居中为义，过天中也，中原之人悉如此矣。

气有多少，病有盛衰，治有缓急，方有大小。

王注：藏位有高下，府气有远近，病证有表里，药用有轻重，调其多少和其紧慢，令药气至病所，为故，勿太过与不及也。

君一臣二，奇之制也；君二臣四，偶之制也；君二臣三，奇之制也；君三臣六，偶之制也。

审察病机，无失气宜。诸风掉眩，皆属于肝。诸寒收引，皆属于肾。诸气膹郁，皆属于肺。诸湿肿满，皆属于脾。诸热瞀瘛，皆属于火。诸痛痒疮皆属于心。诸厥固泄，皆属于下。诸痿喘呕，皆属于上。诸禁鼓栗，如伤神守，皆属于火。诸痉项强，皆属于湿。诸逆冲上，皆属于火。诸胀腹大，皆属于热。诸躁狂越，皆属于火。诸暴强直，皆属于风。诸病有声，鼓之如鼓，皆属于热。诸病胕肿，疼酸惊骇，皆属于火。诸转反戾，水液浑浊，皆属于热。诸病水液，澄澈清冷，皆属于寒。诸呕吐酸，暴注下迫，皆属于热。

五味阴阳之用，辛甘发散为阳，酸苦涌泄为阴，咸味涌泄为阴。淡味渗泄为阳，六者或收或散，或缓或急，或燥或润，或软或坚；以所利而行之，调其气使其平也。

王注：藏气法时论云：辛散酸收甘缓苦坚咸软。又云：辛酸甘苦咸，各有所利，或散或收，或缓或急，或坚或耎，四时五藏病，随五味所宜也。

寒者热之，热者寒之，微者逆之，甚者从之。

王注：病之微小者，犹人火也，遇草而炳，得木而燔，可以湿伏，可以水灭，故逆其性气以折之，攻之。

病之大甚者，犹龙火也，得湿而焰，遇水而燔，不知其性，以水湿折之，适足以光焰诣天，物穷方止矣。识其性者，反常之理，以火逐之，则燔灼自消，焰光扑灭，然逆之，谓以寒攻热，以热攻寒。从之，谓攻以寒热，虽从其性用，不必皆同。是以下文曰：逆者正治，从者反治，从少从多，观其事也，此之谓乎。

坚者削之，客者除之，劳者温之，结者散之，留者攻之，燥者濡之，急者缓之，散者收之，损者温之，逸者行之，惊者平之，上之下之，摩之浴之，薄之劫之，开之发之，适事为故。

从内之外者，调其内；从外之内者，治其外；从内之外而盛于外者，先调其内而后治其外；从外之内而盛于内者，先治其外而后调其内。

王注：各绝其源。

王注：皆谓先除其根属，后削其枝条也。

火热，复恶寒，发热，有如疟状，或一日发，或间数日发，其故何也？曰：胜复之气，会遇之时，有多少也。阴气多而阳气少，则其发日远，阳气多而阴气少，则其发日近，此胜复相薄，盛衰之节。疟亦同法。

五味入胃，各归所喜攻，酸先入肝，苦先入心，甘先入脾，辛先入肺，咸先入肾，久而增气，物化之常也，气增而久，夭之由也。

王注：藏气偏胜，气有偏胜，则有偏绝，藏有偏绝，则有暴夭。

疏五过论曰：诊病者，必问尝贵贱，贱虽不中邪，病从内生，名曰脱营。尝富后贫，名曰失精。五气留连，病有所并。

王注：富而从欲，贫夺丰财，内结忧煎，外悲过物，然则心从想慕，神随往计，荣卫之道，闭以迟留，气血不行，积并为病。

王注：血为忧煎，气随悲减，故外耗于卫，内夺于荣，病深者何？以此耗夺故尔也。

凡欲诊病者，必问饮食居处。

暴乐暴苦，始乐后苦，皆伤精气，精气竭绝，形体毁沮，暴怒伤阴，暴喜伤阳。

厥气上行满脉去形。

凡诊者，必知终始，切脉问名，当合男女。

王注：终始谓气色也。问名谓问病证之名也。男子阳气多，而左脉大为顺。女子阴气多，而右脉大为顺。

征四失论曰：诊病不问其始，忧患饮食之失节，起居之过度，或伤于毒，不先言此，卒持寸口，何病能中。

方盛衰论曰：肺气虚，则使人梦见白物，见人斩血藉藉；得其时，则梦见兵战。肾气虚，则使人梦见舟舡溺人；得其时，则梦伏水中若有畏恐。肝气虚，则梦见菌香生草；得其时，则梦伏树下不敢起。心气虚，则梦救火阳物；得其时，则梦燔灼。脾气虚，则梦饮食不足；得其时，则梦筑垣盖屋。

解精微论曰：泣涕者，脑也。脑者，阴也。髓者，骨之充也，故脑渗为涕。志者，骨之主也。是以水流而涕从之者，其行类也。夫涕之与泣者，譬如人之兄弟，急则俱死，生则俱生，其志以早悲，是以涕泣俱出而横行也。

刺法论曰：心欲实，令少思；肝欲平，即勿怒。

王注：歌乐者，即脾神动而气散也；醉即性乱，饱即食胀，故慎忌之食生物，即伤脾气也。

欲令脾实，气无滞饱，无久坐食，无太酸，无食一切生物，宜甘宜淡。

悲伤即肺动，而真气散，人欲实肺者，要在息气也。

王注：无太喘息，慎勿多言语，及呼吸多气喘，及言语多及饮冷，形寒食减多，大忌悲伤喜怒，令伤其肺神也。

五疫之至，皆相染易，无问大小，病状相似。

不相染者，正气存内，邪不可干，避其毒气，天牝从来复得其往。气出于脑，即不邪干。

王注：如人嚏得此气，入鼻至脑中，欲嚏出，令勿投鼻中，令嚏之即出尔，如此即不相染也。

王注：目中神彩，有四肢虽冷，心腹尚温，如口中无涎，舌卵不缩者，非感厥也，即名尸厥，故可救之复苏。

心者君主之官，神明出焉。肺者相传之官，治节出焉。肝者将军之官，谋虑出焉。胆者中正之官，决断出焉。膻中者臣使之官，喜乐出焉。脾为谏议之官，知周出焉。胃为仓廪之官，五味出焉。大肠者传道之官，变化出焉。小肠者受盛之官，化物出焉。肾者作强之官，伎巧出焉。三焦者决渎之官，水道出焉。膀胱者州都之官，精液藏焉。气化则能出矣，凡此十二官者不得相失也。

王注：引道阴阳，开通闭塞，故官司决渎，水道出焉。决渎者，如四渎入大海。不离其水，百川入海，只江河淮济，入海不变其道，故曰四渎也。三焦决渎，即精与水道不相合也。

王注：位当孤府，故曰都官。居下内空，故藏津液。若得气海之气，施化则溲便注泄，气海之不足，则闭隐不通，故曰气化则能出矣。

内经灵枢节要

古吴鲜溪老顽选录

九针十二原篇曰：五藏五腧，五五二十五腧，六府六腧，六六三十六腧，经脉十二，络脉十五，凡二十七气以上下，所出为井，所溜为荣，所注为腧，所行为经，所入为合，二十七气所行，皆在五腧也。节之交，三百六十五会，知其要者，一言而终，不知其要，流散无穷，所言节者，神气之所游行出入也。非皮肉筋骨也。

邪气藏府病形篇曰：愁忧恐惧则伤心，形寒寒饮则伤肺。有所堕坠，恶血留内，有所大怒，气上而不下，积于胁下，则伤肝。有所击仆，若醉入房，汗出当风，则伤脾。有所用力，举重，若入房过度，汗出浴水则伤肾。

十二经脉，三百六十五络，其血气皆上于面而走空窍，其精阳气上走于目而为睛，其别气走于耳而为听，其宗气上出于鼻而为臭，其浊气出于胃走唇舌而为味，

209

其气之律液，皆上燻于面，而皮又厚，其肉坚，故天热甚寒，不能胜之也。

见其色，知其病，名曰明。按其脉，知其病，名曰神。问其病，知其处，名曰工。

根结篇曰：所谓五十营者，五藏皆受气，持其脉口，数其至也，五十动而不一代者，五藏皆受气，四十动一代者，一藏无气，三十动一代者，二藏无气，二十动一代者，三藏无气，十动一代者，四藏无气，不满十动一代者，五藏无气，予之短期，要在终始，所谓五十动而不一代者，以为常也。以知五藏之期，予之短期者，乍数乍疏也。

逆顺五体者，言人骨节之小大，肉之坚脆，皮之厚薄，血之清浊，气之滑涩，脉之长短，血之多少，经络之数，余已知之矣。此皆布衣匹夫之士也，夫王公大人，血食之君身体柔脆，肌肉软弱，血气慄悍滑利，其刺之徐疾浅深多少，可得同之乎？曰：膏粱菽藿之味，何可同也。

寿夭刚柔篇曰：内有阴阳，外亦有阴阳，在内者五藏为阴，六府为阳，在外者筋骨为阴，皮肤为阳。风寒伤形，忧恐忿怒伤气，气伤藏，乃病藏，寒伤形，乃应形，风伤筋脉，筋脉乃应，此形气外内之相应也。

本神篇曰：智者之养生也，必顺四时而适寒暑，和喜怒而安居处，节阴阳而调刚柔，心忧惕思虑则伤神，神伤则恐惧自失，破䐃，脱肉，毛悴色，夭死于冬。

脾忧愁而不解，则伤意，意伤则悗乱，四支不举，毛悴色，夭死于春。

肝悲哀动中，则伤魂，魂伤则狂忘不精，不精则不正，当人阴缩而挛筋，两胁骨不举，毛悴色，夭死于秋。

肺喜乐，无极则伤魄，伤魄则狂，狂者意不存，人皮革焦，毛悴色，夭死于夏。

肾盛怒而不止，则伤志，志伤则喜忘其前言，腰脊不可以悗仰屈伸，毛悴色，夭死于季夏。

恐惧而不解，则伤精，精伤则骨酸痿厥，精时自下，是故五藏主藏精者也。不可伤，伤则失守而阴虚，阴虚则无气，无气则死矣。

肝藏血，血舍魂，肝气虚则恐，实则怒。脾藏营，营舍意，脾气虚则四肢不用，五藏不安，实则腹胀，经溲不利。心藏脉，脉舍神，心气虚则悲，实则笑不休。肺藏气，气舍魄，肺气虚则鼻塞不利，少气，实则喘喝，胸盈仰息。肾藏精，精舍志，肾气虚则厥，实则胀。五藏不安，必审五藏之病形，以知其气之虚实，谨而调之也。

终始篇曰：手屈而不伸者，其病在筋，伸而不屈者，其病在骨。

太阳之脉，其终也，戴眼反折，瘛疭，其色白绝皮，乃绝汗，绝汗则终矣。

少阳终者，耳聋，百节尽纵，目系绝，目系绝，一日半则死矣。其死也，色青白乃死。

阳明终者，口目动作，喜惊，妄言，色黄，其上下之经，盛而不行，则终矣。

少阴终者，面黑齿长而垢，腹胀闭塞，上下不通而终矣。厥阴终者，中热嗌干，喜溺心烦，甚则舌卷卵上缩而终矣。

太阴终者，腹胀闭不得息，气噫善呕，呕则逆，逆则面赤，不逆则上下不通，上下不通则面黑皮毛燋而终矣。

经脉篇曰：人始生，先成精，精成而脑髓生，骨为干，脉为营，筋为刚，肉为墙，皮肤坚而毛发长，谷入于胃，脉道以通，血气乃行。

肺手太阴之脉，起于中焦，下络大肠，还循胃口，上膈属肺，从肺系横出腋下，下循臑内，行少阴心主之前，下肘中，循臂内上骨下廉，入寸口，上鱼，循鱼际，出大指之端，其支者，从腕后，直出次指内廉，出其端，是动则病，肺胀满膨膨而喘咳，缺盆中痛，甚则交两手而瞀，此为臂厥。是主肺所生病者。

咳上、气喘、渴、烦心、胸满、臑臂内前廉痛、厥掌中热。气盛有余则肩背痛，风寒汗出中风，小便数而欠。气虚则肩背痛，寒，少气不足以息，溺色变。为此诸病，盛则泻之，虚则补之，热则疾之，寒则留之，陷下则灸之，不盛不虚，以经取之，盛者，寸口大三倍于人迎，虚者，则寸口反小于人迎也。

大肠手阳明之脉，起于大指次指之端，循指上廉，出合谷两骨之间，上入两筋之中，循臂上廉，入肘外廉，上臑外前廉，上肩，出髃骨之前廉，上出于柱骨之会，上下入缺盆，络肺下膈，属大肠。其支者，从缺盆上颈，贯颊，入下齿中，还出挟口，交人中，左之右右之左，上挟鼻孔，是动，则病齿痛，颈肿，是主津液所生病者，目黄，口干，鼽衄，喉痹，肩前臑痛，大指次指痛不用，气有余，则当脉所过者，热肿，虚则寒栗不复。为此诸病，盛则泻之，虚则补之，热则疾之，寒则留之，陷下则灸之，不盛不虚以经取之，盛者，人迎大三倍于寸口，虚者，人迎反小于寸口也。

胃足阳明之脉，起于鼻之交頞中，旁纳太阳之脉，下循鼻外，入上齿中，还出挟口，环唇下，交承浆，却循颐后下廉，出大迎，循颊车，上耳前，过客主人，循发际至额颅。其支者，从大迎前下人迎，循喉咙入缺盆，下膈属胃络脾。其直者，从缺盆下乳内廉，下挟脐，入气街中，其支者，起于胃口，下循腹里，下至气街中而合，以下髀关，抵伏兔，下膝膑中，下循胫外廉，下足跗，入中指内间，其支者，下廉三寸而别，下入中指外间。其支者，别跗上入大指间，出其端，是动则病洒洒振寒，善呻数欠，颜黑，病至则恶人与火，闻木声则惕然而惊，心欲动，独闭户塞牖而处，甚则欲上高而歌，弃衣而走，贲响腹胀，是谓骭厥，是主血所生病者，狂疟温淫，汗出鼽衄，口㖞唇胗，颈肿，喉痹，大腹水肿，膝膑肿痛，循膺乳气街，股伏兔，骭外廉，足跗上皆痛，中指不用。气盛，则身以前皆热，其有余于胃，则消谷善饥，溺色黄，气不足则身以前皆寒栗，胃中寒则胀满。为此诸病，盛则泻之，虚则补之，热则疾之，寒则留之，陷下则灸之，不盛不虚，以经取之，盛者人迎大三倍于寸口，虚者人迎反小于寸口也。

脾足太阴之脉，起于大指之端，循指内侧白肉际，过核骨后，上内踝别廉，上踹内，循胫骨后，交出厥阴之前，上膝股内前廉，入腹，属脾络胃上膈，挟咽连舌本，散舌下。其支者，复从胃别上膈，注心中，是动则病，舌本强，食则呕胃脘痛腹胀，善噫得后与气，则快然如衰，身体皆重，是主脾所生病者，舌本痛，体不能动摇，食不下，烦心，心下急痛，溏瘕泄，水闭黄疸，不能卧，强立，股膝内肿，厥足大指不用。为此诸病，盛则泻之，虚则补之，热则疾之，寒则留之，陷下则灸之，不盛不虚，以经取之，盛者寸口大三倍于人迎，虚者寸口反小于人迎也。

心手少阴之脉，起于心中，出属心系，下膈络小肠。其支者，从心系，上挟咽，系目系。其直者，复从心系，却上肺，下出腋下，循臑内后廉，行手太阴心主之后，下肘内，循臂内后廉，抵掌后锐骨之端，入掌内后廉，循小指之内出其端，是动则病，嗌干，心痛，渴而欲饮，是为臂厥。是主心所生病者，目黄胁痛，臑臂内后廉痛，厥掌中热痛。为此诸病，盛则泻之，虚则补之，热则疾之，寒则留之，陷下则灸之，不盛不虚，以经取之，盛者寸口大再倍于人迎，虚者寸口反小于人迎也。

小肠手太阳之脉，起于小指之端，循手外侧上腕，出踝中，直上，循臂骨下廉，出肘内侧两筋之间，上循臑外后廉，出肩解绕肩胛，交肩上，入缺盆，络心，循咽下膈，抵胃，属小肠。其支者，从缺盆循颈上颊至目锐眦，却入耳中。其支者，别颊上䪼，抵鼻至目内眦，斜络于颧，是动则病，嗌痛颔肿，不可以顾，肩似拔，臑似折，是主液所生病者，耳聋目黄颊肿，颈颔肩臑肘臂外后廉痛。为此诸病，盛则泻之，虚则补之，热则疾之，寒则留之，陷下则灸之，不盛不虚，以经取之，盛者人迎大再倍于寸口，虚者人迎反小于寸口也。

膀胱足太阳之脉，起于目内眦，上额交巅。其支者，从巅至耳上角，其直者，从巅入络脑，还出别下项，循肩膊内，挟脊抵腰中，入循膂络肾，属膀胱。其支者，从腰中下挟脊贯臀入腘中。其支者从膊内左右别下，贯胛挟脊内，过髀枢循髀外，从后廉下合腘中，以下贯踹内出外踝之后，循京骨至小指外侧。是动则病冲头痛，目似脱，项如拔，脊痛腰似折，髀不可以曲，腘如结，踹如裂，是为踝厥，是主筋所生病者，痔疟狂癫疾，头痛项痛，目黄泪出鼽衄，项背腰尻腘踹脚皆痛，小指不用。为此诸病，盛则泻之，虚则补之，热则疾之，寒则留之，陷下则灸之，不盛不虚，以经取之。盛者人迎大再倍于寸口，虚者人迎反小于寸口也。

肾足少阴之脉，起于小指之下，邪走足心，出于然谷之下，循内踝之后，别入跟中，以上踹内，出腘外廉，上股内后廉，贯脊属肾络膀胱。其直者，从肾上贯肝膈，入肺中，循喉咙，挟舌本。其支者，从肺出络心，注胸中，是动则病，饥不欲食，面如漆柴，咳唾则有血，喝喝而喘，坐而欲起，目䀮䀮如无所见，心如悬，若饥状，气不足则善恐，心惕惕如人将捕之，是为骨厥。是主肾所生病者，口热舌干，咽肿上气，嗌干及痛，烦心，心痛，黄疸肠澼，脊股内后廉痛，痿厥嗜卧，足下热而痛。为此诸病，盛则泻之，虚则补之，热则疾之，寒则留之，陷下则灸之，不盛不虚，以经取之。灸则强食生肉，缓带被发，大杖重履而步。盛者，寸口大再倍于人迎，虚者寸口反小于人迎也。

心主手厥阴心包络之脉，起于胸中，出属心包，络下膈，历络三焦。其支者，循胸出胁，下腋三寸，上抵腋下，循臑内，行太阴少阴之间，入肘中，下臂行两筋之间，入掌中，循中指出其端。其支者，别掌中，循小指次指出其端，是动则病手心热，臂肘挛急，腋肿，甚则胸胁支满，心中憺憺大动，面赤目黄，喜笑不休，是主脉所生病者，烦心，心痛，掌中热。为此诸病，盛则泻之，虚则补之，热则疾之，寒则留之，陷下则灸之，不盛不虚，以经取之。盛者寸口大一倍于人迎，虚者寸口反小于人迎也。

三焦手少阳之脉，起于小指次指之端，上出两指之间，循手表腕，出臂外两骨之间，上贯肘，循臑外上肩，而交出足少阳之后，入缺盆，布膻中，散落心包，下膈循属三焦。其支者，从膻中上出缺盆，上项系耳后，直上出耳上角，以屈下颊至㼖。其支者，从耳后入耳中，出走耳前，过客主人，前交颊，至目锐眦，是动则病，耳聋，浑浑焞焞，嗌肿喉痹。是主气所生病者，汗出，目锐眦痛，颊痛，耳前肩臑肘臂外皆痛，小指次指不用。为此诸病，盛则泻之，虚则补之，热则疾之，寒则留之，陷下则灸之，不盛不虚，以经取之，盛者人迎大一倍于寸口，虚者人迎反小于寸口也。

胆足少阳之脉，起于目锐眦，上抵头角，下耳后，循颈行手少阳之前，至肩上，却交出手少阳之后，入缺盆。其支者，从耳后入耳中，出走耳前，至目锐眦后。其支者，别锐眦下大迎，合于手少阳，抵于𬭚下，加颊车，下颈合缺盆，以下胸中贯膈，络肝属胆，循胁里，出气街，绕毛际，横入髀厌中。其直者，从缺盆下腋，循胸过季胁，下合髀厌中，以下循髀阳，出膝外廉，下外辅骨之前，直下抵绝骨之端，下出外踝之前，循足跗上入小指次指之间。其支者，别跗上，入大指之间，循大指歧骨内出其端，还贯爪甲，出三毛。是动则病，口苦，善太息，心胁痛，不能转侧，甚则面微有尘，体无膏泽，足外反热，是为阳厥。是主骨所生病者，头痛，颔痛，目锐眦痛，缺盆中肿痛，腋下肿，马刀侠瘿，汗出，振寒疟，胸胁肋髀膝外，至胫绝骨外踝前，及诸节皆痛，小指次指不用。为此诸病，盛则泻之，虚则补之，热则疾之，寒则留之，陷下则灸之，不盛不虚，以经取之。盛者人迎大一倍于寸口，虚者人迎反小于寸口也。

肝足厥阴之脉，起于大指丛毛之际，上循足跗上廉，去内踝一寸，上踝八寸，交出太阴之后，上腘内廉，循股阴入毛中，过阴器抵小腹，挟胃属肝络胆，上贯膈，布胁肋，循喉咙之后，上入颃颡，连目系，上出额，与督脉会于巅。其支者，从目系下颊里，环唇内。其支者，复从肝别贯膈，上注肺。是动则病，腰痛，不可以俛仰，丈夫㿗疝，妇人少腹肿，甚则嗌干，面尘脱色。是肝所生病者，胸满，呕逆，飧泄，狐疝，遗溺，闭癃。为此诸病，盛则泻之，虚则补之，热则疾之，寒则留之，陷下则灸之，不盛不虚，以经取之。盛者寸口大一倍于人迎，虚者寸口反小于人迎也。

手太阴气绝，则皮毛焦。太阴者，行气温于皮毛者也，故气不荣则皮毛焦，皮毛焦则津腋去皮节，津腋去皮节者，则爪枯毛折，毛折者，则毛先死。丙笃丁死，火胜金也。

手少阴气绝，则脉不通，脉不通则血不流，血不流则髦色不泽，故其面黑如漆柴者，血先死，壬笃癸死，水胜火也。

足太阴气绝者，则脉不荣肌肉，唇舌者肌肉之本也，脉不荣则肌肉软，肌肉软则舌萎，人中满，人中满则唇反，唇反者肉先死，甲笃乙死，木胜土也。

足少阴气绝，则骨枯，少阴者，冬脉也。伏行而濡骨髓者也，故骨不濡则肉不能着也。骨肉不相亲，则肉软却，肉软却，故齿长而垢，发无泽，发无泽者，骨先死。戊笃已死，土胜水也。

足厥阴气绝，则筋绝，厥阴者，肝脉也。肝者，筋之合也，筋者聚于阴气，而脉络于舌本也。故脉弗荣，则筋急，筋急则引舌与卵，故唇青舌卷卵缩，则筋先死，庚笃辛死，金胜木也。

五阴气俱绝，则目系转，转则目运，目运者，为志先死，志先死则一日半死矣。六阳气绝，则阴与阳相离，离则腠理发泄，绝汗乃出，故旦占夕死，夕占旦死。经脉十二者，伏行分肉之间，深而不见，其常见者，足太阴过于外踝之上，无所隐故也。诸脉之浮而常见者，皆络脉也。六经络手阳明少阳之大络，起于五指间，上合肘中。饮酒者，卫气先行皮肤，先充络脉，络脉先盛，故卫气巳平，营气乃满，而经脉大盛。

经水篇曰：若夫八尺之士，皮肉在此，外可度量切循而得之，其死可解剖而视之，其藏之坚脆，府之大小，谷之多少，脉之长短，血之清浊，气之多少，十二经之多血少气，与其少血多气，与其皆多血气，与其皆少血气，皆有大数。

经筋篇曰：痫瘛及痉，在外者不能俛，在内者不能仰，故阳病者，腰反折不能俛。阴病者，不能仰。

脉度篇曰：手之六阳，从手至头，手之六阴，从手至胸中，足之六阳，从足上至头，足之六阴从足至胸中，经脉为里，支而横者为络，络之别者为孙。

肺气通于鼻，肺和则鼻能知臭香矣。心气通于舌，心和则舌能知五味矣。肝气通于目，肝和则目能辨五色矣。脾气通于口，脾和则口能知五谷矣。肾气通于耳，肾和则耳能闻五音矣。五藏不和，则七窍不通。六府不和，则留为痈。

阳气太盛，则阴脉不利，阴脉不利，则血留之，血留之，则阴气盛矣。阴气太盛则阳气不能荣也，故曰关。阳气太盛，则阴气弗能荣也，故曰格。阴阳俱盛，不得相荣，故曰关格，关格者，不得尽期而死也。

营卫生会篇曰：何气为营，何气为卫，营安从生，卫于焉会，曰：人受气于谷，谷入于胃，以传与肺，五藏六府皆以受气，其清者为营，浊者为卫，营在脉中，卫在脉外，营周不休，五十而复大会，阴阳相贯，如环无端，卫气行于阴二十五度，行于阳二十五度，分为昼夜，故气至阳而起，至阴而止，故曰：日中而阳陇为重阳，夜半而阴陇为重阴，故太阴主内，太阳主外，各行二十五度，分为昼夜，夜半为阴陇，夜半后而为阴衰，平旦阴尽，而阳受气矣。日中而阳陇，日西而阳衰，日入阳尽，而阴受气矣。夜半而大会，万民皆卧，命曰合阴；平旦阴尽，而阳受气，如是无已，与天地同纪。

营卫之所行，皆何道从来？曰：营出于中焦，卫出于下焦，三焦之所出，上焦出于胃上口，并咽以下贯膈，而布胸中，走腋，循太阴之分而行，还至阳明，上至舌，下足阳明，常与营俱行于阳二十五度，行于阴亦二十五度一周也，故五十度，而复大会于手太阴矣。

中焦亦并胃中，出上焦之后，此所受气者，泌糟粕，蒸津液，化其精微，上注于肺脉，乃化而为血，以奉生身，莫贵于此，故独得行于经隧，命曰营气。

下焦者，别迴肠。注于膀胱而渗入焉，故水谷者，常并居于胃中，成糟粕而俱下于大肠，而成下焦，渗而俱下，济泌别汁，循下焦而渗入膀胱焉。

口问篇曰：卫气昼日行于阳，夜半则行于阴，阴者主夜，夜者卧；阳者主上，阴者主下，故阴气积于下，阳气未尽，阳引而上，阴引而下，阴阳相引，故数欠，阳气尽，阴气盛，则目瞑，阴气尽，而阳气盛则寤矣。

忧思则心系急，心系急则气道约，约则不利，故大息以伸出之。

饮食者，皆入于胃，胃中有热，则虫动，虫动则胃缓，胃缓则廉泉开，故涎下。

耳者，宗脉之所聚也，故胃中空，则宗脉虚，虚则下溜；脉有所竭者，故耳鸣。

邪之所在，皆为不足，故上气不足，脑为之不满，耳为之苦鸣，头为之苦倾，目为之眩，中气不足，溲便为之变，肠为之苦鸣，下气不足，则乃为痿厥，心悗。

师傅篇曰：临病人问所便，便病人奈何？曰：夫中热消瘅则便寒，寒中之属则便热，胃中热则消谷，令人悬心善饥，脐以上皮热，肠中热，则出黄如糜，脐以下皮寒，胃中寒则腹胀，肠中寒则肠鸣飧泄，胃中寒肠中热则胀而且泄，胃中热肠中寒则疾饥，小腹痛胀。

食饮衣服，亦欲适寒温，寒无凄怆，暑无出汗。食饮者，热无灼灼，寒无沧沧，寒温中适，故气将持，乃不致邪僻也。

决气篇曰：人有精、气、津、液、血、脉，意以为一气耳；今乃辨为六名，不知其所以然？曰：两神相搏，合而成形，常先身生是谓精。

上焦开发，宣五谷味，熏肤充身，泽毛，若雾露之溉，是谓气。腠理发泄，汗出溱溱，是谓津。谷入气满，淖泽注于骨，骨属屈伸，泄泽补益脑髓，皮肤润泽，是谓液。中焦受气，取汁变化而赤，是谓血。壅遏营气，令无所避，是谓脉。精脱者，耳聋。气脱者，目不明。津脱者，腠理开，汗大泄。液脱者，骨属屈伸不利，色夭，脑髓消，胫酸耳数鸣。血脱者，色白夭然不泽，其脉空虚，此其候也。

平人绝谷篇曰：胃满则肠虚，肠满则胃虚，更虚更满，故气得上下，五藏安定。血脉和，利精神乃居，神者，水谷之精气也。故肠胃之中，当留水谷精气津液也。

海论篇曰：十二经脉者，内属于府藏，外络于肢节，合之于四海。人亦有四海，十二经水皆注于海，海有东西南北，以人应之，有髓海、有血海、有气海、有水谷之海。胃者水谷之海，冲脉者为十二经之海，胆中者为气之海，脑为髓之海，气海有余者，气满胸中，悗息面赤；气海不足则气少，不足以言；血海有余，则常想其身大，怫然不知其所病；血海不足亦常想其身小，狭然不知其所病；水谷之海有余则腹满，水谷之海不足则饥不受谷食；髓海有余，则轻劲多力，自过其度；髓海不足，则脑转耳鸣，胫酸眩冒目无所见，懈怠安卧。

五乱篇曰：营卫相随，阴阳已和，清浊不相干，如是则顺之而治。逆而乱者，清气在阴，浊气在阳，营气顺脉，卫气逆行，清浊相干，乱于胸中，是谓大悗。故气乱于心，则烦心，嘿密悗首静伏。乱于肺，则悗仰喘喝，按手以呼。乱于肠胃，则为霍乱。乱于臂胫，则为四厥。乱于头，则为厥逆，头重眩仆。

胀论篇曰：夫胀者，皆在于藏府之外，排藏府而郭胸胁，胀皮肤，故命曰胀。藏府之在胸胁腹里之内也，若匣匮之藏禁器也，各有次舍，异名而同处一域之中，其气各异。夫胸腹藏府之郭也，膻中者，心主之官城也。胃者，太仓也。咽喉小肠者，传送也。胃之五窍者，闾里门户也。廉泉玉英者，津液之道也。故五藏六府者，各有畔界，其病各有形状，营气循脉，卫气逆为脉胀，卫气并脉，循分为肤胀。

心胀者，烦心，短气，卧不安。肺胀者，虚满而喘咳。肝胀者，胁下满而痛引小腹。脾胀者，善哕，四肢烦悗，体重，不能胜衣，卧不安。肾胀者，腹满引背，央央然，腰髀痛。

六府胀，胃胀者，腹满胃痛脘，鼻闻焦臭，妨于食，大便难。大肠胀者，肠鸣而痛濯濯，冬日重感于寒，则飧泄不化。小肠胀者，少腹䐜胀，引腰而痛。膀胱胀者，小腹满而气癃。三焦胀者，气满于皮肤中，轻轻然而不坚。胆胀者，胁下痛胀，口中苦，善大息。

五癃津液别篇曰：水谷入于口，输于肠胃，其液别为五，天寒衣薄则为溺与气，天热衣厚则为汗，悲哀气并则为泣，中热胃缓则为唾，邪气内逆，则气为之闭塞而不行，不行则为水胀。

五阅五使篇曰：鼻者，肺之官也。目者，肝之官也。口唇者，脾之官也。舌者，心之官也。耳者，肾之官也。五官以候五藏，故肺病者，喘息鼻张。肝病者，眦青。脾病者，唇黄。心病者，舌卷短颧赤。肾病者，颧与颜黑。

淫邪发梦篇曰：阴气盛，则梦涉大水而恐惧。阳气盛，则梦大火而燔焫。阴阳俱盛，则梦相杀。上盛则梦飞。下盛则梦堕。甚饥则梦取。甚饱则梦予。肝气盛则梦怒。肺气盛则梦恐惧、哭泣、飞扬。心气盛，则梦善笑、恐畏。脾气盛，则梦歌乐、身体重、不举。肾气盛，则梦腰脊两解不属。

厥气客于心，则梦见邱山烟火。客于肺，则梦飞扬，见金铁之奇物。客于肝，则梦山林树木。客于脾，则梦见丘陵大泽、坏屋、风雨。客于肾，则梦临渊、没居水中。客于膀胱，则梦游行。客于胃，则梦饮食。客于大肠，则梦田野。客于小肠，则梦聚邑、冲衢。客于胆，则梦斗讼自刳。客于阴器，则梦接内。客于项，则梦斩首。客于胫，则梦行走而不能前、及居深地窌苑中。客于股肱，则梦礼节拜起。客于胞胹则梦泄便。

顺气一日分为四时篇曰：夫百病之所始生者，必起于燥湿寒暑风雨，阴阳喜怒，饮食居处，多以旦慧昼安，夕加夜甚，何也？曰：四时之气使然。

四时之气，春生夏长，秋收冬藏，是气之常也。人亦应之，以一日分为四时，朝则为春，日中为夏，日入为秋，夜半为冬。朝则人气始生，病气衰，故旦慧。日中人气长，长则胜邪，故安。夕则人气始衰，邪气始生，故加。夜半人气入藏，邪气独居于身，故甚也。

肝为牡藏，其色青，其时春，其味酸，其日甲乙。心为牡藏，其色赤，其时夏，其日丙丁，其味苦。脾为牝藏，其色黄，其时长夏，其日戊己，其味甘。肺为牝藏，其色白，其时秋，其日庚辛，其味辛。肾为牝藏，其色黑，其时冬，其日壬癸，其味咸。是为五变。

本藏篇曰：五藏者，故有小大高下，坚脆端正偏倾者，六府亦有小大长短厚薄，结直缓急，凡此二十五者，各不同。

心小则安，邪弗能伤，易伤以忧，心大则忧不能伤，易伤于邪，心高则满于肺中，悗而善忘，难开以言，心下则藏外易伤于寒，易恐以言，心坚则藏安守固，心脆则善病消瘅，热中，心端正则和利难伤，心偏倾则操持不一，无守司也。

肺小则少飲，不病喘喝，肺大则多饮，善病胸痹喉痹，逆气，肺高则上气喘息咳，肺下则居贲迫肺，善胁下痛，肺坚则不病咳上气，肺脆则苦病消瘅易伤，肺端正则和利难伤，肺偏倾则胸偏痛也。

肝小则藏安，无胁下之病，肝大则逼胃迫咽，则苦

227

膈中，且胁下痛，肝高则上支贲切，胁悗为息贲，肝下则逼胃，胁下空，胁下空则易受邪，肝坚则藏安难伤，肝脆则善病消瘅，易伤，肝端正则和利难伤，肝偏倾则胁下痛也。

脾小则藏安难伤于邪也，脾大则苦凑眇而痛，不能疾行，脾高则眇引季胁而痛，脾下则下加于大肠，下加于大肠则藏苦受邪，脾坚则藏安难伤，脾脆则善病消瘅易伤，脾端正则和利难伤，脾偏倾则善满善胀也。

肾小则藏安难伤，肾大则善病腰痛，不可以俯仰，易伤以邪，肾高则苦背膂痛，不可以俯仰，肾下则腰尻痛，不可以俯仰，为狐疝，肾坚则不病腰背痛，肾脆则苦病消瘅，易伤，肾端正则和利难伤，肾偏倾则苦腰尻痛也。

五色篇曰：五色独决于明堂，明堂者，鼻也。阙者，眉间也。庭者，颜也。蕃者，颊侧也。蔽者，耳门也。

官五色奈何？曰：青黑为痛，黄赤为热，白为寒。

赤色出两颧，大如母指者，病虽小愈必卒死。黑色出于庭，大如母指，必不病而卒死。

论勇篇曰：春青风，夏阳风，秋凉风，冬寒风，凡此四时之风者，其所病各不同形。黄色薄皮弱肉者，不

胜春之虚风，白色薄皮弱肉者，不胜夏之虚风，青色薄
皮弱肉，不胜秋之虚风，赤色薄皮弱肉，不胜冬之虚风
也。黑色而皮厚，肉坚固，不伤于四时之风，其皮薄而
肉不坚，色不一者，长夏至而有虚风者病矣。其皮厚而
肌肉坚者，长夏至而有虚风不病矣。其皮厚而肌肉坚
者，必重感于寒，外内皆然，乃病。

酒者，水谷之精，熟谷之液也。其气慓悍，其入于
胃中则胃胀，气上逆满于胸中，肝浮胆横。

背腧篇曰：五藏之腧，出于背者。背中大腧，在杼
骨之端，肺腧在三焦之间，心腧在五焦之间，膈腧在七
焦之间，肝腧在九焦之间，脾腧在十一焦之间，肾腧在
十四焦之间，皆挟脊相去三寸所，则欲得而验之，按
其处，应在中而痛解，乃其腧也。灸之则可，刺之则
不可。

卫气篇曰：五藏者，所以藏精神魂魄者也。六府
者，所以受水谷，而化行物者也。其气内干五藏，而外
络支节，其浮气之不循经者，为卫气。其精气之行于经
者，为营气。阴阳相随，外内相贯，如环之无端。
有新积痛可移者，易已也。积不痛，难已也。

论痛篇曰：筋骨之强弱，肌肉之坚脆，皮肤之厚

薄，腠理之疏密，各不同。肠胃之厚薄坚脆亦不等，其于毒药何如？曰：胃厚色黄，大骨及肥者，皆胜毒，故其瘦而薄胃者，皆不胜毒也。

天年篇曰：人之有生，何失而死？何得而生？曰：失神者死，得神者生也。何者为神？曰：血气已和，荣卫已通，五藏已成，神气舍心，魂魄毕具，乃成为人也。其寿夭各不同者，五藏坚固，血脉和调，肌肉解利，皮肤致密，荣卫之行不失其常，呼吸微徐，气以度行，六府化谷，津液布扬，各如其常，故能长久。人之寿百岁。

人生十岁，五藏始定，血气已通，其气在下，故好走。二十岁，血气始盛，肌肉方长，故好趋。三十岁，五藏大定，肌肉坚固，血脉盛满，故好步。四十岁，五藏六府十二经脉，皆大盛以平定，腠理始疏，荣华颓落，发颇斑白，平盛不摇，故好坐。五十岁，肝气始衰，肝叶始薄，胆汁始灭，目始不明。六十岁，心气始衰，苦忧悲，血气懈惰，故好卧。七十岁，脾气虚，皮肤枯。八十岁，肺气衰，魄离，故言善误。九十岁，肾气焦，四藏经脉空虚，百岁，五藏皆虚，神气皆去，形骸独居而终矣。

其不能终寿而死者，五藏皆不坚，数中风寒，血气虚，脉不通，其邪相攻，乱而相引，故中寿而尽也。

五味篇曰：谷气有五味，其入五藏，分别奈何？曰：胃者，五藏六府之海也。水谷皆入于胃，五藏六府，皆禀气于胃，五味各走其所喜，谷味酸，先走肝，谷味苦，先走心，谷味甘，先走脾，谷味辛，先走肺，谷味咸，先走肾，谷气津液已行，营卫大通，乃化糟粕，以次传下。

谷始入于胃，其精微者，先出于胃之两焦，以溉五藏，别出两行营卫之道，其大气之抟而不行者，积于胸中，命曰气海。出于肺，循喉咽，故呼则出，吸则入，天地之精气，其大数常出三入一，故谷不入。半日则气衰，一日则气少矣。

谷之五味，秔米甘，麻酸，大豆咸，麦苦，黄黍辛；五果，枣甘，李酸，栗咸，杏苦，桃辛；五畜，牛甘，犬酸，猪咸，羊苦，鸡辛；五菜，葵甘，韭酸，霍咸，薤苦，葱辛；凡此五者，各有所宜。

肝病禁辛，心病禁咸，脾病禁酸，肾病禁甘，肺病禁苦；肝色青宜食甘，秔米饭、牛肉、枣、葵，皆甘。心色赤宜食酸，犬肉、麻、李、韭，皆酸。脾色黄宜食咸，大豆、豕肉、栗、藿，皆咸。肺色白宜食苦，麦、羊肉、杏、薤，皆苦。肾色黑宜食辛，黄黍、鸡肉、桃、葱，皆辛。

水胀篇曰：水始起也，目窠上微肿，如新卧起之状，其颈脉动时咳，阴股间寒，足胫肿，腹乃大，其水已成矣。以手按其腹，随手而起，如裹水之状，此其候也。

肤胀者，寒气客于皮肤之间，鼛鼛然不坚，腹大，身尽肿，皮厚按其腹窅而不起，腹色不变，此其候也。

鼓胀者，腹胀身皆大，大与肤胀等。色苍黄，腹筋起，此其候也。

肠覃者，寒气客于肠外，与卫气相抟，气不得营，因有所系癖而内着，恶气乃起，息肉乃生，其始生也，大如鸡卵，稍以益大，至其成，如怀子之状，久者离岁，按之则坚，推之则移，月事以时下，此其候也。

石瘕者生于胞中，寒气客于子门，子门闭塞，气不得通，恶血当泻不泻，衃以留止，日以益大，状如怀子，月事不以时下，皆生于女子，可导而下。

五禁篇曰：何谓五夺？曰：形肉已夺，是一夺也；大夺血之后，是二夺也；大汗出之后，是三夺也；大泄之后，是四夺也；新产及大血之后，是五夺也，此皆不可泻。

何谓五逆？曰：热病脉静，汗已出，脉盛躁，是一逆也；病泄脉洪大，是二逆也；着痹不移，䐃肉破，身热脉偏绝，是三逆也；淫而夺形，身热色夭然白，及后下血衃，血衃笃重，是谓四逆也；寒热夺形，脉坚搏，是谓五逆也。

动腧篇曰：是明胃脉也，胃为五藏六府之海，其清气上注于肺，肺气从太阴而行之。其行也，以息往来，故人一呼脉再动，一吸脉亦再动，呼吸不已，故动而不止。

胃气上注于肺，其悍气上冲头者，循咽，上走空窍循眼系，入络脑，出颇，下客主人，循牙车，合阳明，并下人迎，此胃气别走于阳明者也。

冲脉者，十二经之海也。与少阴之大络，起于肾，下出于气街，循阴股内廉，邪入腘中，循胫骨内廉，并少阴之经，下入内踝之后，入足下。其别者，邪入踝，出属跗上，入大指之间，注诸络，以温足胫，此脉之常动者也。

五味论篇曰：五味入于口也，各有所走，各有所病，酸走筋，多食之令人癃；咸走血，多食之令人渴；辛走气，多食之令人洞心；苦走骨，多食之令人变呕；甘走肉，多食之令人悗心；愿闻其故？

曰：酸入于胃，其气涩以收，上之两焦，弗能出入也，不出即留于胃中，胃中和温，则下注膀胱，膀胱之胞薄以懦，得酸则缩绻，约而不通，水道不行，故癃阴者，积筋之所终也。

咸入于胃，其气上走中焦，注于脉，则血气走之，血与咸相得，则凝，凝则胃中汁注之，注之则胃中竭，竭则咽路焦，故舌本干而善渴，血脉者，中焦之道也。

辛入于胃，其气走于上焦，上焦者，受气而营诸阳者也。姜韭之气熏之，营卫之气，不时受之，久留心下故洞心，辛与气俱行，故辛入而与汗俱出。

苦入于胃，五谷之气，皆不能胜苦，苦入下脘，三焦之道，皆闭而不通，故变呕。齿者，骨之所终也。

甘入于胃，其气弱小，不能上至于上焦，而与谷留于胃中者，令人柔润者也，胃柔则缓，缓则虫动，虫动则令人悗心。

阴阳二十五人篇曰：木形之人，苍色，小头，长面，大肩背，直身，小手足，好有才，劳心少力，多忧，劳于事。

火形之人，赤色，广𦙾锐面，小头，好肩背髀腹，小手足，行安地，疾心行摇，肩背肉满，有气，轻财，少信，多虑，见事明，好颜，急心，不寿暴死。

土形之人，黄色，圆面大头，美肩背，大腹，美股胫，小手足多肉，上下相称，行安地，举足浮，安心好利人，不喜权势，善附人也。

金形之人，方面，白色，小头，小肩背，小腹，小手足，如骨发踵外，骨轻，身清廉，急心静悍，善为吏。

水形之人，黑色，面不平，大头廉颐，小肩大腹，动手足，发行摇身，下尻长，背延延然，不敬畏，善欺绐人，戮死。

五音五味篇曰：妇人无须者，冲脉任脉皆起于胞中，上循背里，为经络之海，其浮而外者，循腹右上行，会于咽喉，别而络唇口，血气盛则充肤热肉，血独盛则澹渗皮肤生毫毛，今妇人之生，有余于气，不足于血，以其数脱血也，冲任之脉不荣口唇，故须不生焉。

宦者去其宗筋，伤其冲脉，血泻不复，皮肤内结，唇口不荣，故须不生。其有天宦者，未尝被伤，不脱于血，然其须不生，此天之所不足也，其冲任不盛，宗筋不成，有气无血，唇口不荣，故须不生。

视其颜色，黄赤者，多热气；青白者，少热气；黑色者，多血少气；美眉者，太阳多血；通髯极须者，少阳多血；美须者，阳明多血；此其时然也。

夫人之常数，太阳常多血少气，少阳常多气少血，阳明常多血多气，厥阴常多气少血，少阴常多血少气，太阴常多血少气，此天之常数也。

百病始生篇曰：夫百病之始生也，皆生于风雨寒暑，清湿喜怒。三部之气所伤不同，或起于阴，或起于阳，喜怒不节则伤藏，藏伤则病起于阴也。清湿袭虚则病起于下，风雨袭虚则病起于上，是谓三部。

风雨寒热，不得虚邪，不能独伤人。卒然逢疾风暴雨，而不病者，盖无虚，故邪不能独伤人。**此必因虚邪之风，与其身形两虚相得，乃客其形，两实相逢，众人肉坚，其中于虚邪也，因于天时，与其身形，参以虚实，大病乃成，气有定舍，因处为名，上下中外，分为三员。**

是故虚邪之中人也，始于皮肤，皮肤缓则腠理开，开则邪从毛发入，入则抵深，深则毛发立，毛发立则淅然，故皮肤痛。留而不去，则传舍于络脉，在络之时，痛于肌肉，其痛之时息，大经乃代。留而不去，传舍于经，在经之时，洒淅喜惊。留而不去，传舍于输，在输之时，六经不通，四肢则肢节痛，腰脊乃强。留而不去，传舍于伏冲之脉，在伏冲之时，体重身痛。留而不去，传舍于肠胃，在肠胃之时，贲响腹胀，多寒则肠鸣，飧泄，食不化，多热则溏出麋，留而不去，传舍于肠胃之外，募原之间，留着于脉。稽留而不去，息而成积，或着孙脉，或着络脉，或着经脉，或着输脉，或着于伏冲之脉，或着于膂筋，或着于肠胃之募原，上连于缓筋。

邪气淫泆不可胜论：忧思伤心，重寒伤肺，忿怒伤肝，醉以入房，汗出当风伤脾，用力过度，若入房汗出浴则伤肾，此内外三部之所生病者也。

忧恚无言篇曰：咽喉者，水谷之道也。喉咙者，气之所以上下者也。会厌者，音声之户也。口唇者，音声之扇也。舌者，音声之机也。悬雍垂者，音声之关也。颃颡者，分气之所泄也。横骨者，神气所使，主发舌者也。

故人之鼻，洞涕出不收者。颃颡不开，分气失也。是故厌小而疾薄，则发气疾，其开阖利，其出气易，其厌大而厚，则开阖难，其气出迟，故重言也。人卒然无音者，寒气客于厌，则厌不能发，发不能下，至其开阖不至，故无音。

足之少阴，上系于舌，络于横骨，终于会厌，会厌之脉，上络任脉。

邪客篇曰：五谷入于胃也，其糟粕津液宗气，分为三隧，故宗气积于胸中，出于喉咙，以贯心脉，而行呼吸焉。营气者，泌其津液，注之于脉，化以为血，以荣四末，内注五藏六府，以应刻数焉。卫气者，出其悍气之慓疾，而先行于四末分肉皮肤之间，而不休者也。昼日行于阳，夜行于阴，常从足少阴之分间，行于五藏六府。今厥气客于五藏六府，则卫气独卫其外，行于阳，不得入于阴，行于阳，则阳气盛，阳气盛，则阳跷陷，不得入于阴，阴虚，故目不瞑。

少阴心脉也，心者，五藏六府之大主也，精神之所舍也。其藏坚固，邪弗能容也。容之则心伤，心伤则神去，神去则死矣。故诸邪之在于心者，皆在于心之包络，包络者，心主之脉也。

肺心有邪，其气留于两肘；肝有邪，其气留于两腋；脾有邪，其气留于两髀；肾有邪，其气留于两腘；凡此八虚者，皆机关之室，真气之所过，血络之所游，邪气恶血，固不得住留，住留则伤筋络，骨节机关不得屈伸，故病挛也。

通天篇曰：人有阴阳，何谓阴人？何谓阳人？曰：天地之间，不离于五，人亦应之，非徒一阴一阳而已也。

五人者，其态不同，其筋骨气血各不等。

太阴之人，贪而不仁，下齐湛湛，好内而恶出，心和而不发，不务于时，动而后之。

少阴之人，小贪而贼心，见人有亡，常若有得，好伤好害，见人有荣，乃反愠怒，心疾而无恩。

太阳之人，居处于于，好言大事，无能而虚说，志发于四野，举措不顾是非，为事如常自用，事虽败而常无悔。

少阳之人，谛谛好自贵，有小小官，则高自宜，好为外交，而不内附。

阴阳和平之人，居处安静，无为惧惧，无为欣欣，婉然从物，或与不争，于时变化，尊则谦谦，谭而不治，是为至治。

卫气行篇曰：阳主昼，阴主夜，故卫气之行，一日一夜，五十周于身，昼日行于阳二十五周，夜行于阴二十五周，是故平旦阴尽，阳气出于目，目张则气上行于头，循项下足太阳，循背下至小指之端。

阳尽于阴，阴受气矣。其始入于阴，当从足少阴注于肾，肾注于心，心注于肺，肺注于肝，肝注于脾，脾复注于肾，为周。亦如阳行之二十五周，而复合于目。

九针论篇曰：心主汗，肝主泣，肺主涕，肾主唾，脾主涎，此五液所出也。五劳，久视伤血，久卧伤气，久坐伤肉，久立伤骨，久行伤筋，此五久劳所病也。

大惑论篇曰：夫卫气者，昼日常行于阳，夜行于阴，故阳气尽则卧，阴气尽则寤，故肠胃大，则卫气行留久，皮肤湿，分肉不解，则行迟，留于阴也久，其气不清，则欲瞑，故多卧矣。其肠胃小，皮肤滑以缓，分肉解利，卫气之留于阳也久，故少瞑焉。

邪气留于上焦，上焦闭而不通，已食若饮汤，卫气留久于阴而不行，故卒然多卧焉。

世人多诟中医徒尚气化，不务实验，不知人体脏腑，脉络，筋骨，之所在，早载内经。第以病症之来，顷刻万变，仅恃形迹不能穷其情，是以推原立论，将人之所以生，所以死，所以病，一归诸阴阳气化，为后世宗法。惟其言简古，难于卒读，先君凤通训诂小学，尤好岐黄家言，曾择其浅明正确者，分类编纂医述十种，为由浅入深，循循善诱计，复节内难之精义，及医经原旨之谠论，摘录成帙，俾后学者明人体之结构，病症之原理，乃未及厘定，溘然长逝。（初）幼承庭训，讨研医学，偶读遗泽，曷胜泫然，谨付刊印以公于世。

乙亥仲夏培初谨识